21世紀の
リチウム療法

大分大学医学部　脳・神経機能統御講座　精神神経医学　教授
寺尾　岳

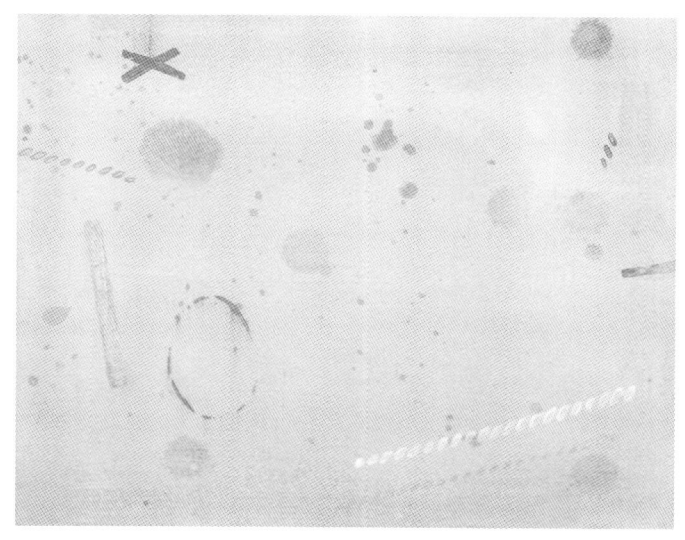

株式会社 新興医学出版社

序に変えて

　2004年度から研修医制度が変わり，研修医はさまざまな科を研修2年間で回るように義務化されました．以前は，医学部卒業後すぐに（正確には医師国家試験合格後に）自分の入局した科で研修期間の2年間を過ごすことが少なくありませんでした．各科を回るローテーションと対比させて，これをストレートと呼びました．研修といっても責任は重く，研修医に成りたての時期から患者さんの主治医として診療にあたっていました．精神科も例外ではなく，私も2年間精神科でストレートの研修を行い，次々と入院される患者さんの治療に苦悩する日々を送っておりました．そのような状況で，いまだに忘れえぬ1人の患者さんがおられます．

　その患者さんは，初老期の女性でうつ病にかかっておられました．落ち込みの程度はひどく，イライラしてじっとしておれず，いつも死のうと考えていました．カーテンで自分の首を絞めたり，他の患者さんの洗剤を取って飲もうとするなど，隙あらば自殺を試みるという状態でした．抗うつ薬を十分量投与しつつ，私なりにしっかりと濃厚な精神療法をしていたつもりでしたが，一向に良くなりません．
　その患者さんは苦悶の表情を浮かべ，私の顔を見ると「先生，もう殺してください」などと訴えました．そんな時，当時の産業医科大学阿部和彦教授から「抗うつ薬が十分に効かない時にリチウムを加えればうまくいくことがありますよ」と，回診の時に教えてもらいました．ほどなく，難治性うつ病の患者さんに対するリチウム追加療法の文献が私の机の上に置いてありました．阿部教授からでした．それは，抗うつ薬が効かなかった患者さんにリチウムを追加して48時間以内に劇的にうつ病が良くなったというカナダのDe Montignyら（1981, 1983）の報告でした．その当時，リチウムと言えば躁病の治療薬として広く認められておりましたので，表面的には逆の状態に思えるうつ病になぜリチウム追加が効くのか，研修医としては理解に苦しむところではありました．しかし，苦しんでおらえる患者さんを目の前にすると，「藁をもすがる」気持

ちがありましたので，とりあえずリチウムを抗うつ薬に追加して見ました。

その結果，驚くべきことに，2日以内にその患者さんは良くなって行ったのです。ニコッと笑顔が見られるようになり，病棟のレクリエーションにも落ち着いて参加することが出来るようになりました。その後，着実にうつ病は良くなり退院して行かれました。

この患者さんは，研修医の私に多くのことを教えてくれました。どんなに重篤であってもうつ病は治る可能性があること，治療の内容によって患者さんの状態は大きく異なること，それからリチウムがうつ病治療の大きな道具になりうることです。

その後，私はリチウムの作用機序や臨床効果について諸先生方のご指導の下に研究を積み重ねてきました。そのような中で，本邦におけるリチウム療法の第一人者の渡辺昌祐先生（川崎医科大学名誉教授）から，この本の執筆をお勧めいただいたのです。渡辺先生の書かれた優れた本も含め，リチウム療法の本は既にいくつか出版されておりますので，屋上屋を架する感もあります。それらの本との違いを明確にするために，私はリチウムに関する最近の知見を出来るだけ多く含め，「リチウムに対して新しい見方をし，リチウムを使って新しい治療を行う指針を与える」ことをめざしました。このような理由から，私はこの本に「21世紀のリチウム療法」と名付けました。また，エビデンスに基づく医療と言う点から，メタ解析の結果を中心に紹介しました。メタ解析について，わかりやすくするために図をできるだけ多く入れました。また，症例報告はエビデンスとしては弱いのですが，研究の出発点になるという価値があります。さらに，このような本の場合に，症例の具体性が読者の理解を促進するという利点もありますので，自験例を患者さんの匿名性を保持しながら紹介しました。

リチウムは構造的には単純な元素ですが，その働きは魔法の薬のように魅力的です。このように魅力のあるリチウムをより身近なものとして評価していただけるように，精神科医はもちろん一般の臨床医の先生方，さらには一般の方々にも読んでいただけたらと思います。

平成18年1月

寺尾　岳

目　次

序に変えて

A. リチウム療法の歴史 1
B. リチウムが効果を発揮する疾患や状態など 5
　1. 躁病急性期 5
　2. 抗躁効果の予測 9
　3. うつ病急性期 10
　4. 予防と維持 12
　5. 予防効果の予測 16
　6. 自殺 20
　7. 抗うつ薬抵抗性うつ病 26
　8. コタール症候群を伴ううつ病 28
　9. 統合失調症 29
　10. 人格障害 33
　11. 知的障害者の問題行動 34
　12. 周期が明らかな思春期の患者：間欠的投与法1 36
　13. 前駆症状を有する患者：間欠的投与法2 37
　14. ステロイド投与中の抑うつ状態 37
C. 妊娠とリチウム 39
　1. 妊娠と分娩 39
　2. 妊娠した双極性患者への治療計画 41
　3. 産褥期と授乳中の治療 43
D. 投与量予測式 45
E. 服薬 49
F. 副作用 51
　1. 手指振戦 51
　2. 甲状腺 51
　3. 腎臓 53
　4. 心臓 54
　5. 皮膚 55

G. 高齢者 57

H. リチウム中毒 59

I. リチウム中断後の再発 63

J. リチウム中断後の無反応 67

K. 薬理 69

L. 微量元素としてのリチウム 73

おわりに 75

A リチウム療法の歴史

　リチウムは1818年に発見された元素であり，原子番号は3番，カリウムやナトリウムと同じアルカリ金属に属します。皆さんは高校生の時に，化学の授業で元素表を習ったことでしょう。そして，「水兵リーベぼくの船―――」などという語呂合わせでおぼえたことと思います。その「リー」に当たるのがリチウムなのです。語源としては，ギリシャ語のlithos（石）にちなんでlithium（リチウム）と名付けられました。リチウムは自然界に広く存在し，海水や地下水，温泉水，植物や人体にも検出されます。リチウムを多く含む鉱石には，リチア輝石，アンブリゴ石，リチア雲母，葉長石があります。

　さて，リチウムは1800年代半ばに膀胱結石の治療薬として医療へ導入され，まもなく痛風の治療薬としても使われるようになりました。これは，尿酸リチウムが最も水溶性が高いために，関節や尿路に蓄積した尿酸沈殿物を分解するはずだという期待のもとに使われ始めたのですが，後に誤りと判明し，このような使用法はすたれました。また，リチウムは1900年代はじめに睡眠薬としても使われていました。臭化リチウムの形で投与され，他の臭化物よりも催眠作用が強いという意見もありました。後にこれは，リチウムがとても小さな元素であるために，その臭化物（臭化リチウム）には他の臭化物と比較して，もっともたくさんの臭素が含まれることになるから催眠作用も強くなったのだという説明がなされました。それから，臭化リチウムは抗てんかん薬として使われたこともありました。

　その後，科学的根拠が乏しいにもかかわらず，とくに米国では，リチウム入り飲料水が発売されました。万病に効くとして一般大衆の間で熱狂的に飲まれたそうで，「熊印のリチウム水（Bear Lithia Water）」という名前で熊の絵が描かれた広告を使って宣伝されました。さらに1940年代に米国では，減塩療法を要する心疾患，腎疾患，高血圧の患者さん用に食塩の代用として塩化リチウムが調味料として商品化されました。リチウムは腎臓から排泄されますので，腎疾患の患者にリチウムを投与するとリチウムの濃度が異常に高くなり，中毒を生じる危険性が高まることは今日では広く知られています。しかし，残念な

がらその当時はこのような危険性への配慮が乏しく，実際にリチウム中毒が生じ死亡例も出現しました。1950年にはリチウムは危険な薬品として使用中止になりました。このような状況のもとに，いっぺんにリチウム熱が冷めてしまい，リチウム入り飲料水も市場から消えていきました。

ところが，「捨てる神あれば，拾う神あり」で，オーストラリアのCade（1949）によってリチウムは再び脚光をあびることとなります。Cadeは，躁病患者の異常行動は何らかの中毒性代謝物の過剰により生じ，うつ病患者はそれが不足しているという仮説を立てました。そこで，躁病患者や正常者などの尿を濃縮してモルモットに腹腔内投与したところ，何人かの躁病患者の尿によってモルモットが強いけいれんや四肢麻痺を起こしました。毒性は尿中の尿素によると考えられましたが，躁病患者の尿に必ずしも尿素は多くなく，Cadeは尿中の尿酸が尿素の毒性を強めている可能性を考えました。

そこで，尿素に最も水溶性の高い尿酸リチウムを加えて腹腔内投与したところ，毒性が強められるどころか，逆に弱められました。リチウムはあたかも尿素の毒性に対する防御作用を発揮するようだとCadeは記しています。念のために，尿酸リチウムの代わりに炭酸リチウムを尿素に加えて投与しても，やはり尿素の毒性に対する防御作用が発揮されたのでした。つまり，尿素の毒性に対する防御作用は尿酸からではなくリチウムの作用ということが判明したのでした。

次にCadeは，モルモットに大量の炭酸リチウムを腹腔内投与しました。およそ2時間後に，モルモットの行動は極端に不活発となり刺激にも反応しなくなりました。そして1，2時間後には再び正常に活動を始め，以前のように臆病になりました。モルモットと人間には大きな隔たりがありますが，この時にCadeの脳裏にはリチウムが躁病治療に使えるかもしれないという発想が浮かんだのでしょう。早速Cadeは10名の躁病患者と6名の統合失調症患者，そして3名の慢性化した重症うつ病患者にリチウムを投与しました。その結果，躁病患者全例と一部の統合失調症患者に有効で，うつ病患者には無効であったと1949年に報告しました。これらの所見をオーストラリアの雑誌に報告したものの，残念ながら世界からの反響はほとんどありませんでした。

しかし，この論文にデンマークのSchouらが注目し，リチウムの効果をプ

ラセボ（偽薬：乳糖など薬理作用をもたない物質が用いられる）と比較する形で，二重盲検法（投与する医師も服用する患者も中身がリチウムかプラセボか知らないので，先入観とそれに伴う心理的効果が避けられ，薬理作用を正しく評価できます）によって検討しました。その結果，躁病患者にやはりリチウムが効くというデータが得られたのでした。

これ以後，Schouはリチウム療法に関する多くの研究を報告しました。たとえば，1954年に報告した研究では，患者を典型的な躁病と気分に関係しない妄想や幻覚などを伴う非典型的な躁病に分けてリチウムの効果を検討しています。その結果，リチウムは典型的な躁病に効きやすいことがわかりました。また，2週間ごとに投薬内容を炭酸リチウムとプラセボの間で変化させると，炭酸リチウムはプラセボよりも効果があることがわかりました。

次に，炭酸リチウムの替わりにクエン酸リチウムも使ったところ，炭酸やクエン酸の違いにかかわらず，リチウムが効くということが確認されました。副作用としては吐き気や嘔吐，下痢や手指振戦，全身倦怠感や若干の眠気が生じました。これらの副作用はリチウム中止3，4日後に消失しました。リチウム投与患者の血清リチウム濃度は 0.5〜2.0 mEq/L で，心電図上T波の逆転した患者が1名いました。特に重篤な副作用はなく，リチウムの投与に際しては注意深く患者を観察し血清濃度測定など検査をきちんと行えば，リチウムは躁病の治療薬として有用な可能性が示唆されました。

このような報告が蓄積されるに従い，先述したリチウム中毒によりいったんはリチウムに無関心になった米国の研究者も，ようやく再び関心を持ち始め，リチウムの研究が進み，リチウムの価値を認めるようになりました。米国の食品医薬品局（Food and Drug Administration：FDA）は1970年にリチウムを躁病急性期の治療薬として承認し，その4年後に躁うつ病の予防薬としても承認しました。

本邦でも1967年頃から躁うつ病を中心とする精神疾患にリチウムが試みられるようになり，リチウムの研究も行われましたが，躁うつ病への適応を厚生省（当時）が承認したのは随分遅く1979年のことでした。リチウムは安価な薬物のために，どの国においても製薬会社が儲からないという理由で積極的にはかかわらないと言われています。そのような中で，本邦では毎年4月に東京

でリチウム研究会が某製薬会社の援助の元に開催されています．会社の直接的な利益にはつながらなくとも，学術的な交流を促進し，患者さんの治療に貢献しようとする姿勢は評価されるべきでしょう．

　Cadeの報告前にはいったん捨てられたリチウムでしたが，今では躁うつ病の治療薬として世界中で広く使用されています．また，リチウム以外の薬物，たとえばバルプロ酸やカルバマゼピンなど従来抗てんかん薬として承認されていた薬物も躁病治療薬として適応を拡大しています．さらに，オランザピンやリスペリドンなどの非定型抗精神病薬も躁病治療薬として使われ始めています．このように，薬物選択の幅が広がったにもかかわらず，リチウムは依然として経済的で効果的な躁うつ病治療薬として，第一選択薬としての位置づけを確保しています．

B リチウムが効果を発揮する疾患や状態など

1. 躁病急性期

　先述したように，およそ半世紀前にCadeが最初にリチウムの躁病における効果に関するデータを報告しました。いまや21世紀ですが，リチウムは依然として，躁病の治療薬として第一選択薬の位置にあります。躁病の急性期には，気分が爽快になり，態度が大きくなります。自分が偉くなったような，あるいはお金持ちになったような気持ちになり，他人に尊大な態度をとったり，高額な品を買いあさったりします。思考も加速され飛躍します。口数も多くなり，しゃべり続けることもあります。じっと座っておくことができず，あっちへ行ったり，こっちへ来たり，落ち着かない状態になります。食欲や性欲は亢進します。不眠にもなりますが，うつ病との大きな違いは，躁病急性期の患者さんは不眠を苦にしません。以上の躁状態に対して，リチウムがどの程度効果があるのか，さまざまな比較試験が行われてきました。

　Poolsupら（2000）は，リチウムの躁病急性期における効果について，Medline, Embase, Science Citation Index, Cochrane Libraryなどの文献検索システムを利用して，1966年から1999年の間に出版された無作為化比較対照試験（randomized controlled trials：RCTs）を収集しました。ここで，RCTsについて簡単に説明しましょう。たとえばリチウムの効果を検討するために，プラセボや別の薬の効果と比較することを，「比較対照を設ける」と言います。さらに，それぞれの患者さんにリチウムを投与するのか，あるいはプラセボや別の薬を投与するのか，という割付の過程において，「この患者さんはリチウムが効きそうだ」とか「リチウムが効きそうにない」などという先入観を排除することも，割付を偏ったものにしないために大事なことです。このため，

「意図的に作為せず」（無作為化もしくは無作為割付）にそれぞれの薬への割付を行うのです。コインを投げて表が出ればリチウム、裏が出ればプラセボもしくは他の薬などと「偶然により，割り付ける」と考えればわかりやすいと思いますが，実際には乱数表などを使って割付けます。このような手法を取りますので，公平に薬物の効果が評価でき，RCTsは研究の中でも科学的根拠（エビデンス）としての価値が高いとされています。

　Poolsupらの文献収集の基準は，RCTsであることに加え，当然のことですが躁病急性期の治療薬としてリチウムを検討していることと，一重ないし二重盲検で，Brief Psychiatric Rating Scale（BPRS）もしくはClinical Global Impression（CGI）という広く認められた評価尺度で重症度を評価している，ということでした。この結果，23のRCTsが収集されました。こまかく検討すると1つのRCTは電撃療法をリチウムと比較したものであったために除外しました。残りの22のRCTsのうち，BPRSやCGIの評価点を報告していないものが7つ，標準偏差や標準誤差を示してないものが2つ，盲検試験でないものが1つ判明し，これら10のRCTsを除外した12のRCTsが最終的に検討の対象となりました。

　リチウムの比較対照はプラセボ，クロールプロマジン，ハロペリドール，リスペリドン，カルバマゼピン，バルプロ酸などでした。Poolsupらは，RCTsが複数存在する場合には，それらの結果を定量的に統合するメタ解析（meta-analysis）を行っています。以下に，その結果を紹介します（図1）が，メタ解析を知らない方は，まず最後の付録（メタ解析についての解説）を読んでから図を眺めた方がよろしいでしょう。

リチウム　対　プラセボ

　驚くべきことに，先述した基準を満たす研究はたったひとつしかありませんでした。このことに関して，1997年にMoncriefがBritish Journal of Psychiatry誌上でそれまでのリチウム研究を批判しています。急性躁病に対するリチウムとプラセボの比較研究は1950年代から1970年代にかけて実際にはいくつもなされているにもかかわらず，いずれも何らかの方法論的問題（たとえば無作為割付がなされてないなど）があるので検討に値しないということでした。さて，

図1　躁病に対するリチウムの効果

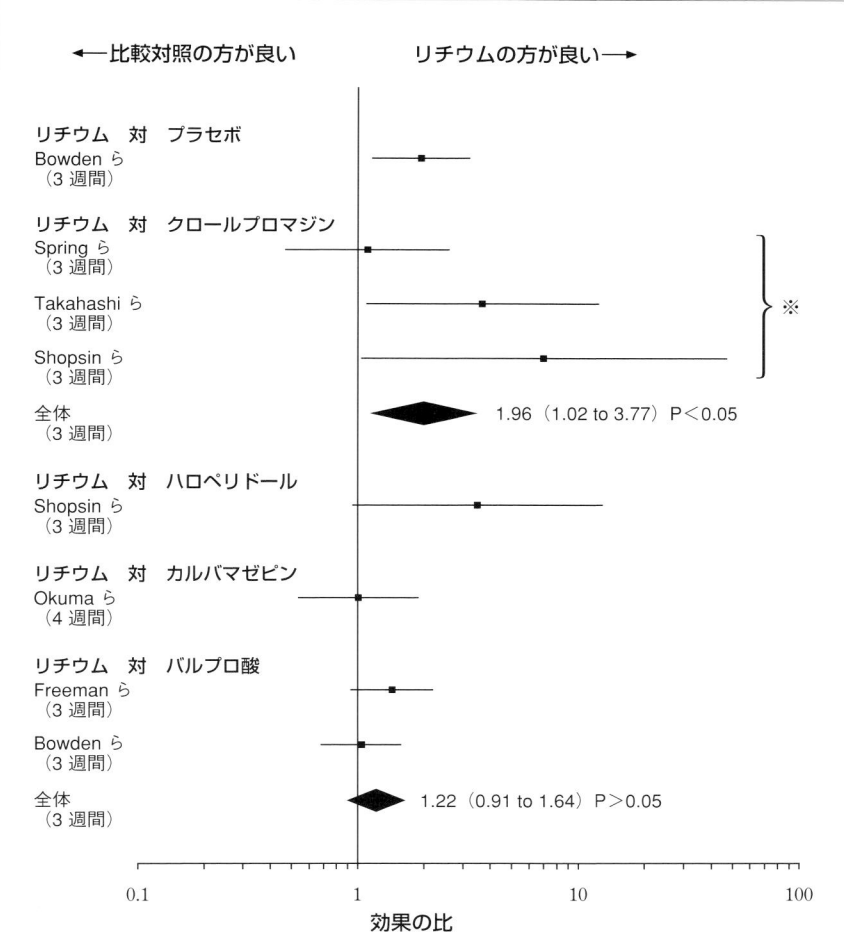

※3つの研究がリチウムとクロールプロマジンを比較しています。Springらの研究は横棒（95％信頼区間）が1の垂線を含んでいますのでリチウムの効果とクロールプロマジンの効果に有意差はありませんが、TakahashiらやShopsinらの研究はいずれもリチウムの方が有意に優れていました。3つの研究結果を統合するとひし形になりますが横幅が95％信頼区間を表しており、これが1の垂線を含んでいないので有意にリチウムが優れていることを示します。

（Poolsupら，2000）を改変

Poolsupらが取り上げたのは方法論的に問題のないBowdenら（1994）の論文で，プラセボの反応率と比較してリチウムによる反応率の比は1.95（この値の95％信頼区間は1.17～3.23：もしプラセボとリチウムの効果が同じであれば反応率の比は1になるはずで，この95％信頼区間が1を含んでいれば1.95という値は有意でないことになります。この場合は，1を含んでいないので有意）でリチウムの方がプラセボよりも効果がありました。

リチウム　対　クロールプロマジン

クロールプロマジンの反応率と比較してリチウムの反応率の比は1.96（95％信頼区間は1.02～3.77）で，リチウムの方がクロールプロマジンよりも有意に効果がありました。

リチウム　対　ハロペリドール

ハロペリドールの反応率と比較してリチウムの反応率の比は3.50でしたがこの値の95％信頼区間は0.95～12.9と1を含んでおり，有意差はありませんでした。

リチウム　対　カルバマゼピン

カルバマゼピンの反応率と比較してリチウムの反応率の比は1.01（95％信頼区間は0.54～1.88）で，有意差はありませんでした。

リチウム　対　バルプロ酸

バルプロ酸の反応率と比較してリチウムの反応率の比は1.22（95％信頼区間は0.91～1.64）で，有意差はありませんでした。

以上のように，リチウムはプラセボやクロールプロマジンよりも効果がありますが，ハロペリドールやカルバマゼピン，バルプロ酸とは有意差はありませんでした。これが，このメタ解析の結論ということになります。

Hirschfeldら（2003）は，急性躁病に対するバルプロ酸の急速増量療法の効

図2 躁病評価尺度から見たベースラインからの平均得点変化

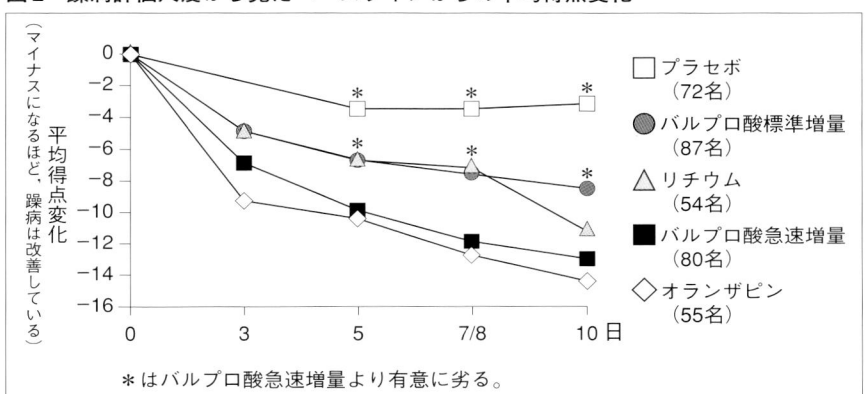

（Hirschfeldら，2003）を改変

果を検討するために，メタ解析ではありませんが，3つのRCTsの結果を集めて解析しています。その結果を図2に示しますが，治療開始から10日間という短い期間においては，オランザピンとバルプロ酸急速増量の抗躁効果が強く，リチウムとバルプロ酸標準増量が中等度であることがわかります。興味深いのは7，8日後から10日にかけてリチウムの効果が急に強まっていることです。

2. 抗躁効果の予測

　うつ病の症状が躁病にまじっている混合性躁病ないし混合状態や1年に4回以上再発をくり返す急速交代型にはリチウムが効きにくいとされています。それから，Swannら（1999）は，再発回数が10回を超えるとリチウムに対する反応性（抗躁効果）が低下し，バルプロ酸では低下しないことを示しました（図3）。再発の回数が少ない患者においては，リチウムはバルプロ酸に劣っていませんでした。

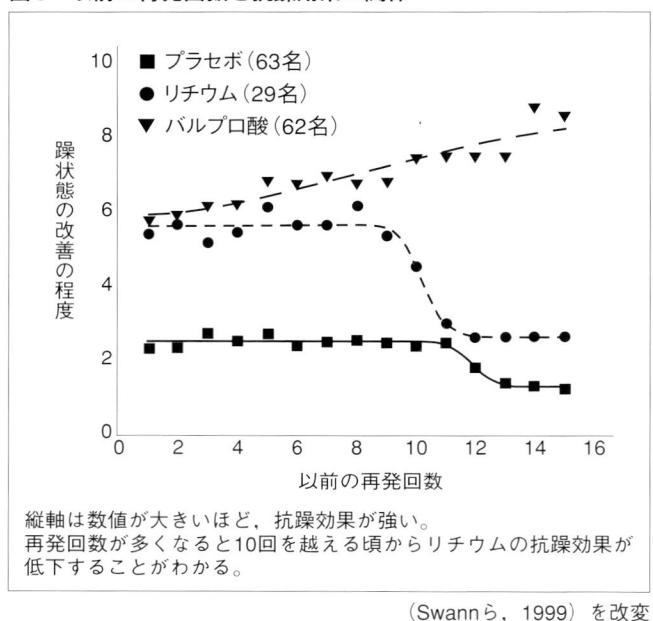

図3 以前の再発回数と抗躁効果の関係

縦軸は数値が大きいほど，抗躁効果が強い。
再発回数が多くなると10回を越える頃からリチウムの抗躁効果が低下することがわかる。

(Swannら，1999) を改変

3. うつ病急性期

リチウムに，ある程度の抗うつ効果があることはいくつかの研究で示されています。Watanabeら（1975）は64名のうつ病患者にリチウムかあるいは抗うつ薬のイミプラミンを無作為割付二重盲検試験の形で投与して，それらの効果を比較しました。その結果，リチウムとイミプラミンの抗うつ効果に有意差は認められませんでした。しかし，リチウムの抗うつ効果が必ずしも抗うつ薬と同等ではないこと，リチウムの治療効果と中毒濃度が接近していること，それからさまざまな抗うつ薬の普及により，特殊な状況を除いてはリチウムがうつ病治療の第一選択薬となることはありませんでした。特殊な状況というのは，双極性うつ病や抗うつ薬により躁転したことのあるうつ病です。

たとえば，私は以下の症例を報告しています（寺尾，1995）。症例は，34歳

男性で2年以上もの間，抑うつ状態が遷延し，カウンセリングや自律訓練法が無効でした。しかも，抗うつ薬で躁転の既往がありました。この患者さんに対し，リチウムを投与したところ，抑うつ状態は軽快しました。しかし，プラセボ効果や自然経過の可能性もあるために患者さんの同意のもとに以下の研究を行いました。

方法としては，外見上まったく同一のリチウムカプセルとプラセボカプセルを使用し，患者さんのみが中身を知らない一重盲検試験を行いました。評価は患者さんが自分で記入する抑うつ状態評価尺度を使いました（患者さんはカプセルの中身を知らない状態で自分の気分を評価しますので先入観によらない評価ができます）。2週間ごとに，プラセボ―リチウム―プラセボ―リチウムと変えていくA-B-A-Bデザインとしました。結果は図4のように，プラセボ

図4　一重盲検試験における抑うつ状態の推移

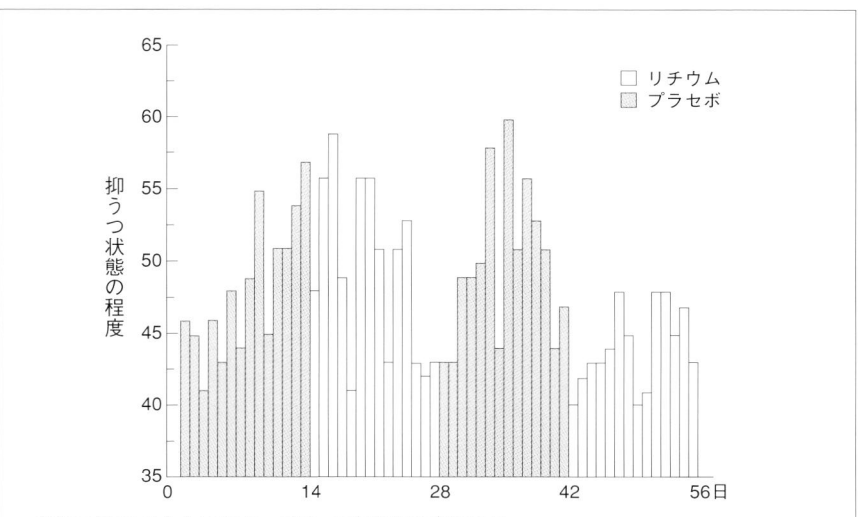

縦軸は数値が大きいほど，抑うつ状態が重度である。

（投与薬物をリーマスから切り替えて），最初のプラセボ投与期間中は徐々に抑うつ状態が憎悪し，次のリチウム投与期間中は逆に徐々に抑うつ状態は改善した。2回目のプラセボ投与期間中においては増悪の後に改善と一貫しないが評価点は比較的高い傾向にあり，全体として抑うつ状態の増悪が示唆される。2回目のリチウム投与期間中においては，評価点は比較的低い傾向にあり抑うつ状態の改善が示唆される。

（寺尾，1995）を改変

の時は抑うつ得点が高く，リチウムの時は低くなり，リチウムの抗うつ効果が確認されました。

SouzaとGoodwin（1991）は，リチウムの抗うつ効果を検討するために単極性うつ病における研究と双極性うつ病における研究をメタ解析にかけました。その結果，単極性うつ病ではリチウムとプラセボの間には有意差なく，リチウムと抗うつ薬の間にも有意差がないという奇妙な結果になりましたが，症例数が少ないことが影響していると考えられます。他方，双極性うつ病でも症例数は少ないのですが，リチウムの方がプラセボよりも有意に効果があるようです。

4. 予防と維持

Geddesら（2004）は，リチウムの予防効果に関してRCTsを収集し，メタ解析を行ないました。少なくとも3ヵ月以上の観察期間を有するリチウム維持療法をプラセボと比較したRCTsを300あまりの関連文献から抽出しました。その結果，5つのRCTsが残り，これらは全体で770名の患者を対象としたものでした。観察期間は11ヵ月から4年で，リチウム濃度は0.5から1.4 mEq/Lでした。図5に示すように，再発するエピソードの種類を問わずにリチウムとプラセボの予防効果を比較すると，リチウムの方が有意に再発を抑えることができました。平均再発率はプラセボで60％，リチウムで40％であり，これは5名の患者のうち1名がリチウムでの1，2年の治療により再発を免れることを示しています。

次の図6に示すように，躁病エピソードの再発に関してリチウムとプラセボの予防効果を比較すると，やはりリチウムの方が有意に再発を抑えることが出来ました。平均再発率はプラセボで24％，リチウムで14％であり，これは10名の患者のうち1名がリチウムでの1，2年の治療により再発を免れることを示しています。

さらに，3番目の図7に示すように，うつ病エピソードの再発に関してリチウムとプラセボの予防効果を比較すると，有意差はありませんでした。平均再

図5　双極性障害におけるリチウムの予防効果
　　（すべてのエピソードに対して）

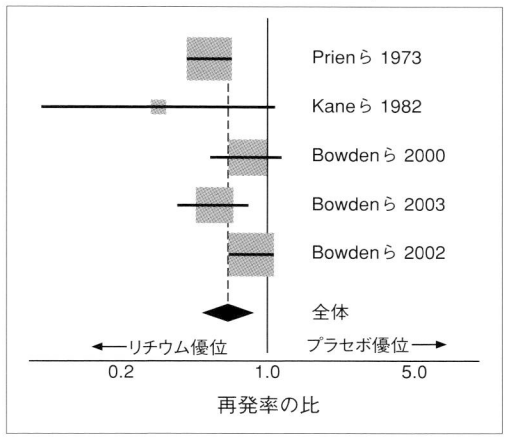

（Geddesら，2004）を改変

図6　双極性障害におけるリチウムの予防効果
　　（躁病エピソードに対して）

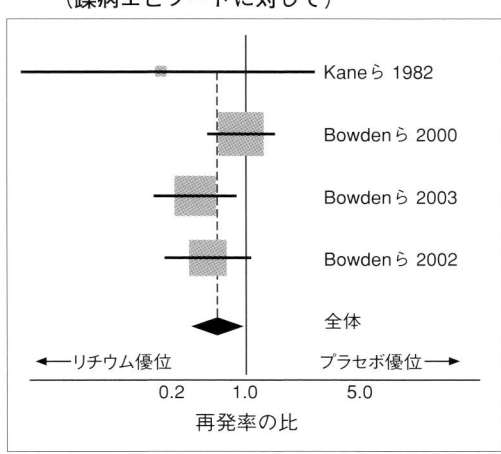

（Geddesら，2004）を改変

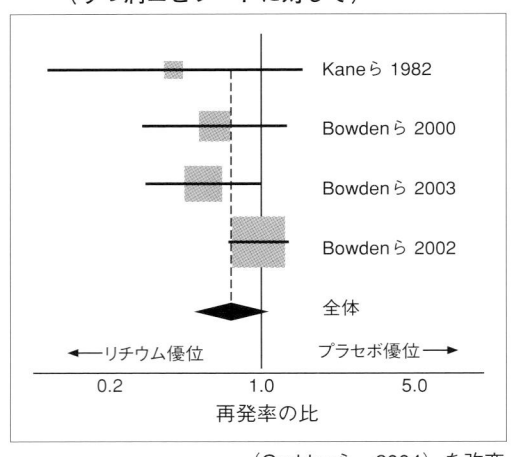

図7 双極性障害におけるリチウムの予防効果
（うつ病エピソードに対して）

（Geddesら, 2004）を改変

発率はプラセボで32％, リチウムで25％であり, これは14名の患者のうち1名がリチウムでの1, 2年の治療により再発を免れることを示していますが, 有意差はありません。したがってリチウムはこの結果からはうつ病エピソードを予防することが難しいと考えるべきでしょう。

近い将来, 本邦にも導入される可能性のある薬物としてラモトリジンがあります。これはバルプロ酸やカルバマゼピンのようにもともとは抗てんかん薬として米国でFDAが承認したものですが, 双極性障害のうつ病相や予防療法に対する効果が期待されています。

Goodwinら（2004）が, ラモトリジン, リチウム, プラセボの予防効果を無作為割付・二重盲検試験で18ヵ月間検討した2つの研究のデータをまとめて解析しました。その結果, 何らかの気分エピソードが再発して介入を要するまでの期間（長いほど良い）で比較すると, その中央値はプラセボ86日, リチウム186日, ラモトリジン197日でした。リチウムとラモトリジンの間には有意差はありませんでしたが, いずれもプラセボと比較して有意に何らかの気分エピソードの再発による介入までの期間が長くなりました。うつ病相の再発

による介入までの期間と躁病相（もしくは軽躁病や混合状態）の再発による介入までの期間に分けて検討すると、図8の上に示すように、うつ病の再発による介入までの期間は、プラセボがもっとも再発しやすく、次にリチウムで、ラモトリジンがもっとも再発しにくくなりました。

また、図8の下に示すように、躁病の再発による介入までの期間は、プラセ

図8 うつ病エピソード（上）や躁病エピソード（下）が再発していない割合が時間経過によりどのように低下していくかを薬物別に示したもの

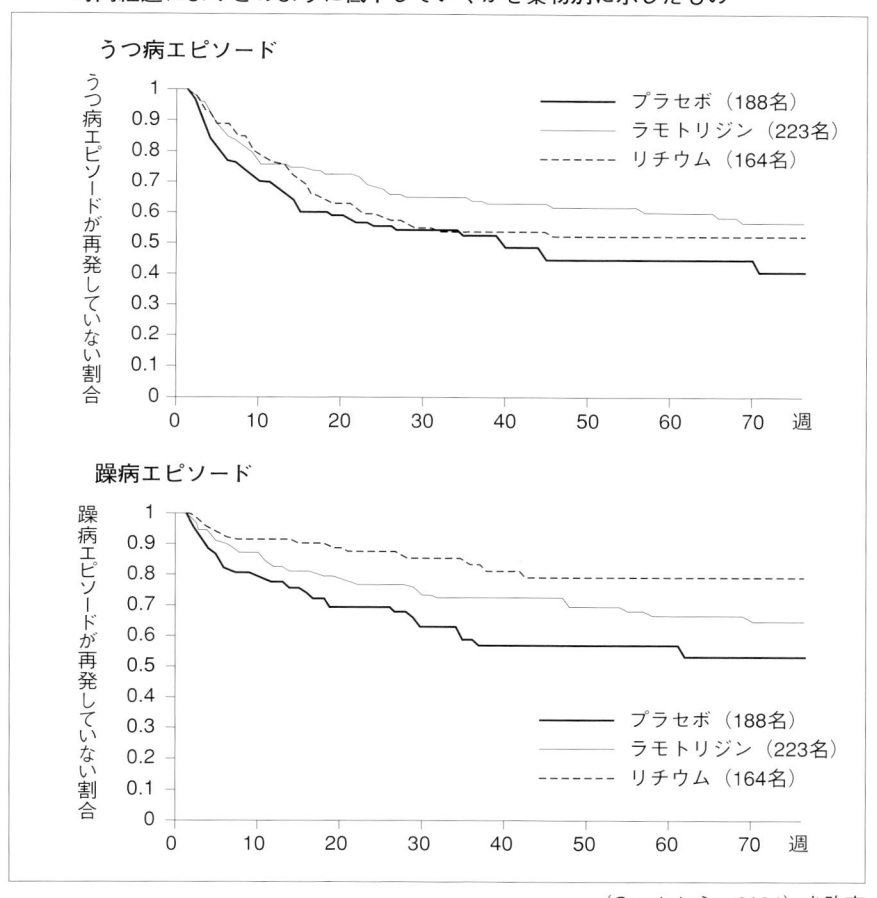

（Goodwinら、2004）を改変

ボがもっとも再発しやすく，次にラモトリジンで，リチウムがもっとも再発しにくいことがわかりました。

先ほどのGeddesら（2004）のメタ解析の結果も考慮すると，うつ病を予防するためにはラモトリジンが良く，躁病を予防するにはリチウムが良いことになるかもしれません。

5. 予防効果の予測

Kleindienst（2005）らは，リチウムの予防効果を予測する因子を抽出するために，1966年から2003年までの文献を検索しました。収集された文献の中で，リチウムによる予防療法の観察期間が6ヵ月以上あること，リチウムを予防療法の主剤として使用していること，リチウムの反応性と関連する可能性のある臨床的な因子が調査されていること，双極性障害患者を対象としていること，これらすべてを満たす研究は43ありました。これらの研究には42の臨床的因子が含まれており，研究の結果をメタ解析にかけることにより検討しました。

その結果，リチウムの良好な予防効果を予測する因子は，
1) 躁病エピソード（Mania）からすぐにうつ病エピソード（Depression）へ移り，さらに間欠期（Interval：正常気分の期間）へ落ち着くというM-D-Iパターンをとること
2) 双極性障害の発症年齢が高いこと

の2つでした。それぞれの因子のメタ解析の結果を図9と10に示しています。

逆に，リチウムの不良な予防効果を予測する因子は，
1) 双極性障害による入院回数が多いこと
2) うつ病エピソードからすぐに躁病エピソードへ移り，さらに間欠期に落ち着くというD-M-Iパターンをとること
3) 間欠期なく気分エピソードを繰り返すContinuous Cycling（CC）パターンをとること

の3つでした。やはり，それぞれの因子のメタ解析の結果を図11～13に示しています。

図9　MDIエピソードパターン

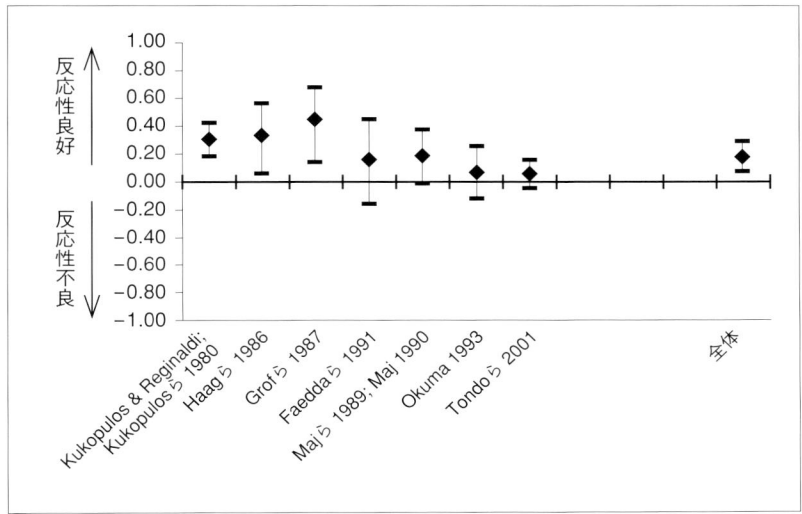

（Kleindienstら，2005）を改変

図10　発症年齢の高さ

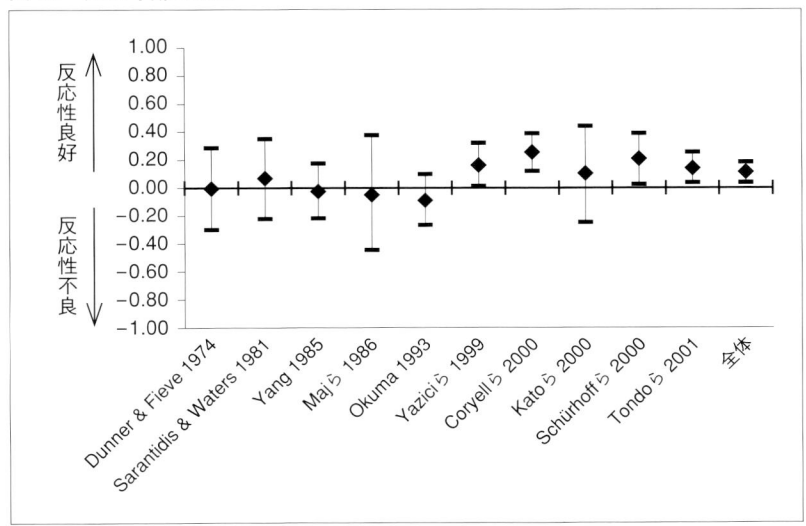

（Kleindienstら，2005）を改変

図11　過去の入院回数

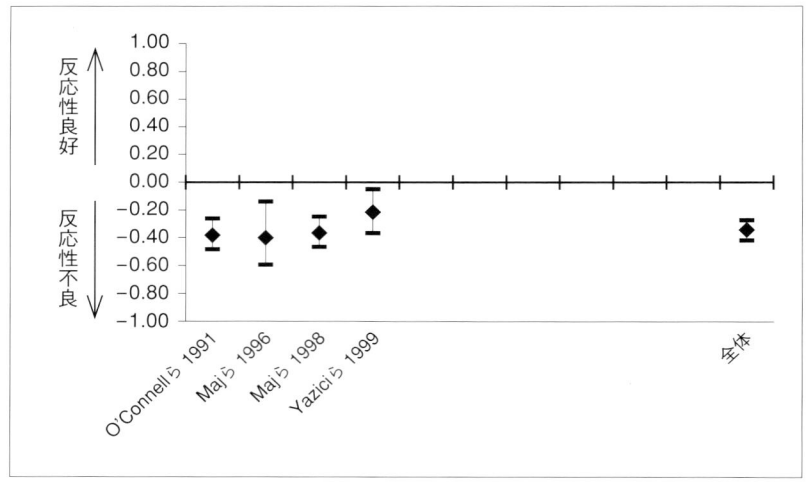

（Kleindienstら，2005）を改変

図12　DMIエピソードパターン

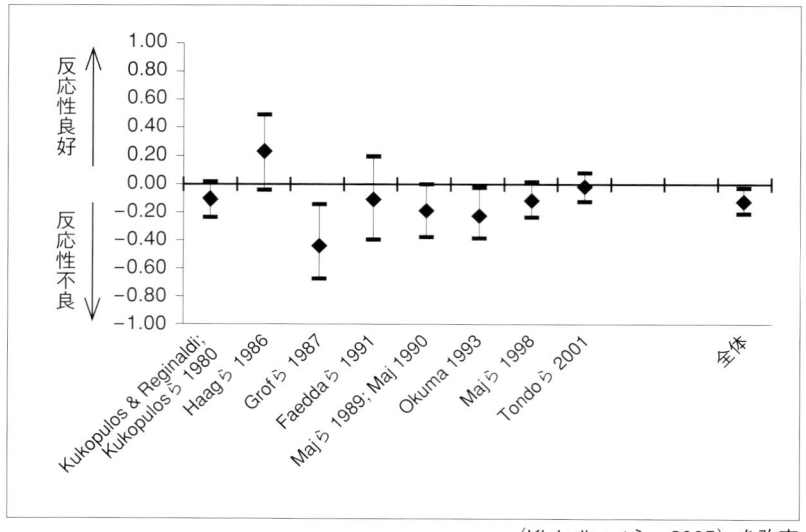

（Kleindienstら，2005）を改変

図13　CCエピソードパターン

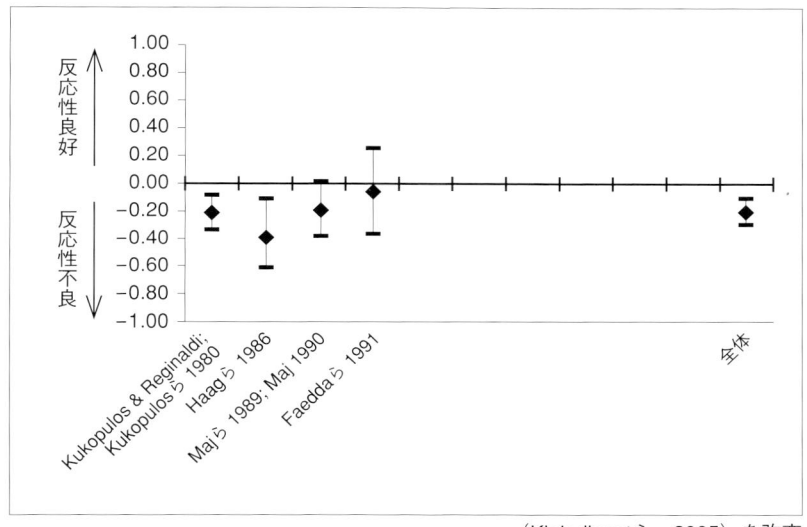

（Kleindienstら，2005）を改変

　これらの他に6つの予測因子が抽出されました。それは，躁病エピソードとうつ病エピソードの間に間欠期があること（MからDへ，あるいはDからMへ連続してシフトしないこと），気分に一致しない精神病像（たとえば被害妄想など），再発の頻度が多いこと，最初のエピソードと2番目のエピソードの間欠期が長いこと，制止が強いこと，人格障害を並存すること，でした。いずれもリチウムの不良な予防効果を有意に予測するという位置付けですが，現時点では先ほどの5つ（良好が2つと不良が3つ）の予測因子と比較してエビデンスが不十分と結論が保留されています。ちなみに，混合状態とリチウムの不良な予防効果との関連は，この研究では有意差傾向にとどまりました。

6. 自殺

　双極性障害の患者は一生のうち，25％から50％が自殺を企図するという報告があります（Compton and Nemeroff, 2000）。さらに，双極性障害の患者で自殺を完遂した比率は平均19％という数字もあります。Schou（1998）は，リチウム治療を受けているおよそ2,000名の双極性患者の自殺率を検討し，一般人口における自殺率と有意差がないことを示しました。リチウムを中断すると，死亡率は増加しました。予防的にリチウムを投与されている患者はそうでない患者と比較して自殺企図も完遂も少なかったと報告しました。

　またTondoら（1997）も，リチウムの抗自殺効果について，リチウム投与を受けている気分障害の患者のデータを検討しました。これは28の研究を全体として評価したものであり，17,000名の患者が対象になっています。Tondoらは，自殺企図もしくは完遂の危険率は，リチウムを投与されていない患者では投与されている患者と比べ8.6倍であったと報告しました。

　Tondoらの研究グループは，リチウムをやめる時に急に中断した場合とゆっくりと減らして中止した場合の，その後の自殺率の比較も行っています。その結果は，急に中断した場合の方が自殺率は高いようです。リチウムに抗自殺効果があると仮定すると，リチウムをやめることにより，この抗自殺効果も失われるばかりか，急に中断した場合にはさらに自殺の危険性が加わる可能性があるということです。実は，リチウムを急に中断することで「リチウムの離脱症状」が発生するという考えがあります。リチウムの離脱症状としては，躁症状の出現（躁病相の再発ではなく，リチウムを再投与すると速やかに軽快する）が既に報告されていますが，自殺もこの離脱症状としてありうるという考えです。このような考えは現時点では広く認められたものではありませんので今後の検討が必要ですが，もし正しいとすれば，リチウム中断に伴う自殺の危険性はリチウムを中止する時には漸減することにより軽減できるかもしれません。なお，リチウム中断に伴う現象については後述します。

　Tondoら（2001）はさらに，気分障害の患者に対するリチウム治療の研究結果をメタ解析にかけ，リチウム投与により5.5分の1に自殺が減ることを示しました。

他方，Coryell ら（2001）は症例・対照研究を行い，自殺を企図もしくは完遂した患者を，同様の治療（抗うつ薬や気分安定薬）を受けていた非自殺患者と比較しました。その結果，自殺を完遂した患者は対照患者と比較してリチウムを服用した比率が若干低かったが，有意差には至らなかったということです。

　このように，必ずしもリチウムの抗自殺効果を支持する所見ばかりではないのですが，これまでの研究にはひとつの重大な欠点がありました。それは，従来の研究ではリチウムを投与している患者と投与していない患者における自殺率の比較を行っておりますが，そもそもリチウムを投与するかしないかという行為は無作為に行われていませんので，投与の判断は患者背景あるいは状態と密接に結びついている可能性が高いということです。そのために，リチウム投与群と非投与群の間には結果を作用する患者背景もしくは状態の違いが存在した可能性が否定できないのです。さらに，リチウムの薬理作用ではなく，定期的に薬物を投与するという行為が自殺予防に働いていた可能性も否定出来ません。このような欠点をクリアするには，気分障害の患者を無作為にリチウム投与群とプラセボ投与群に割り付けます。そして，精神科医も患者さんも投薬内容を知らないという二重盲検の形で長期間にわたり経過を観察して，両群における自殺率の比較を行う研究が考えられます。しかしながら，自殺そのものを指標とする前向き研究には大きな倫理的問題がありますし，自殺のような発生率の小さな現象を統計学的に適切に扱うにはかなり大きな症例数が必要です。このような理由からこの研究は科学的根拠を得るためには理想的ではありますが，現実的ではないのです。

　しかし少しでも欠点をクリアしようという試みが最近なされました。それは，Kessing ら（2005）による研究です。デンマークでは医師による処方のすべてが記録されていることを利用して，1995 年 1 月 1 日から 1999 年 12 月 31 日までの 5 年間にリチウムを処方された 18 歳以上の患者 13,186 名を同定しました。さらに，対照群として，18 歳以上の 1,200,000 名が 4,100,000 名の居住者から無作為に抽出されました。この研究のポイントは，リチウム処方群 13,186 名を調査対象期間中に 1 回だけリチウムを処方された群（1,348 名）と 2 回以上処方された群（11,838 名）に分けたことです。つまり，1 回でもリチウムを処方されたということは（リチウムが必要な）病気はありますので，1 回投与群は

「病気があってもリチウム治療は継続しなかった」群になります。一方，2回以上投与群は「病気があってリチウム治療を継続した」群になります。これらと，「病気が多分なくてリチウム治療を行わなかった」対照群を比較しているわけです。その結果，対照群と比較して1回投与群は4.86倍，2回以上投与群では2.11倍，自殺の危険性が増えました。2回以上投与群は1回投与群に比べて自殺率は0.43倍でした。これらの所見は，（リチウムが必要な）病気があることで自殺の危険性が増すこと，病気があってもリチウムを継続投与することで自殺の危険性が半分以下に減ることを示唆しています。

　先ほど，気分障害の患者を無作為にリチウム投与群とプラセボ投与群に割り付け，精神科医も患者さんも投薬内容を知らないという二重盲検の形で長期間にわたり経過を観察して，両群における自殺率の比較を行う研究が方法論的には理想的である旨，指摘しました。ごく最近，気分障害におけるリチウムとプラセボないし他の薬物の予防効果を比較し，併せて自殺に関連するデータも調査したRCTsをメタ解析にかけた研究（Cipriani ら，2005）が発表されました。主な指標としては，自殺，自殺と自傷，総死亡の3つでした。総死亡を指標のひとつとした理由は，自殺が自殺として報告されない場合があること，リチウムの抗自殺効果のみならず，中毒による死亡も考慮する必要があるからです。文献検索の結果，32のRCTsが同定されました。全体で，1389名の患者がリチウム投与を受け，2069名がプラセボないし他の薬物を投与されていました。

　まず自殺ですが，図14に示すように，リチウムとプラセボ，リチウムとアミトリプチリン，リチウムとカルバマゼピン，リチウムとラモトリジンがそれぞれ比較されており，個別の比較では有意差はありませんが，全部を統合すると，リチウム投与群503名中2名の自殺，対照群601名中11名の自殺でオッズ比は0.26（95％信頼区間は0.09〜0.77）でした。すなわち，リチウム群の方が自殺が有意に少なかったことになります。

　図15は，自殺に自傷を加えたものです。リチウムとカルバマゼピンの間で，リチウム群の方が有意に自殺と自傷が少なく，全体としてもリチウム群の方が対照群よりも有意に自殺が少なかったことが示されています。

　図16は，総死亡です。全体として，リチウム群の方が対照群よりも有意に総死亡が少ないことが示されています。これらのことから，リチウムが自殺や

図14 リチウムとプラセボないし対照薬を無作為割付試験において予防効果の点から
比較した研究を，新たに自殺という観点からメタ解析によりまとめたもの

		自殺者の比率		リチウムの方が良い ←	→ 比較対照の方が良い
		リチウム	比較対照		
リチウム対プラセボ					
Prienら	1973a	0/45	1/39		
Prienら	1973b	0/101	1/104		
計		0/146	2/143		
リチウム対アミトリプチリン					
Glenら	1984	0/57	1/50		
Greilら	1996	0/40	1/41		
計		0/97	2/91		
リチウム対カルバマゼピン					
Greilら	1997a	1/87	5/88		
Greilら	1997b	1/52	1/58		
計		2/139	6/146		
リチウム対ラモトリジン					
Calabreseら	2003	0/121	1/221		
計		0/121	1/221		
全体		2/503	11/601		

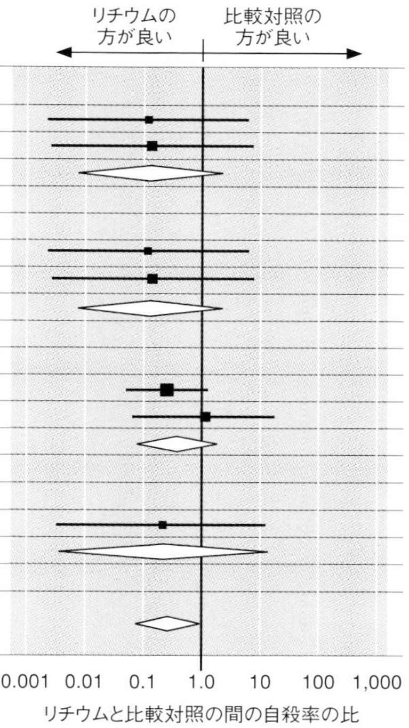

0.001　0.01　0.1　1.0　10　100　1,000
リチウムと比較対照の間の自殺率の比

（Ciprianiら，2005）を改変

自傷の予防に有効なことが示唆されます。総死亡に関してもリチウムの効果が見い出されたことから，リチウムの抗自殺効果はその中毒の危険性を凌ぐものと考えることができるでしょう。

さて，このようなリチウムの抗自殺効果は，リチウムの気分安定化効果とは関係なく発揮されるという意見が増えています。つまり，気分を安定させる結果として間接的に自殺を予防するのではなく，直接的に自殺を予防する効果がリチウムにはあるという見方が大きくなりつつあります。

本邦においては，今まで自殺予防の目的でリチウムを投与することはあまりなかったように思います。その理由としては，自殺の手段としてリチウムを大

図15 リチウムとプラセボないし対照薬を無作為割付試験において予防効果の点から比較した研究を，新たに自殺や自傷という観点からメタ解析によりまとめたもの

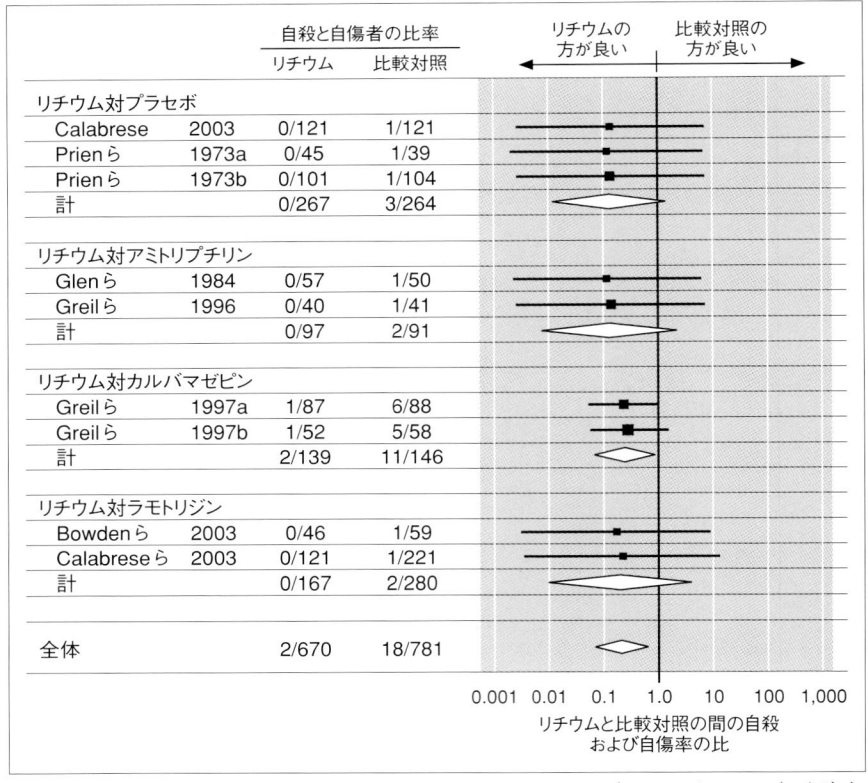

(Ciprianiら，2005) を改変

量服薬されるとリチウム中毒の危険性が高まることを怖れる精神科医が多いことが挙げられます。しかし，リチウムを服用することで自殺の危険性そのものが減るとすれば事情が変わってくるでしょう。重要なことは，患者が勝手にリチウムを中断することがないように，そして大量にリチウムをため込むことがないように，精神科医が服薬指導や服薬チェックを継続して行うことです。家族を巻き込んで服薬管理をしてもらうことも必要でしょう。

図16 リチウムとプラセボないし対照薬を無作為割付試験において予防効果の点から比較した研究を,新たに総死亡という観点からメタ解析によりまとめたもの

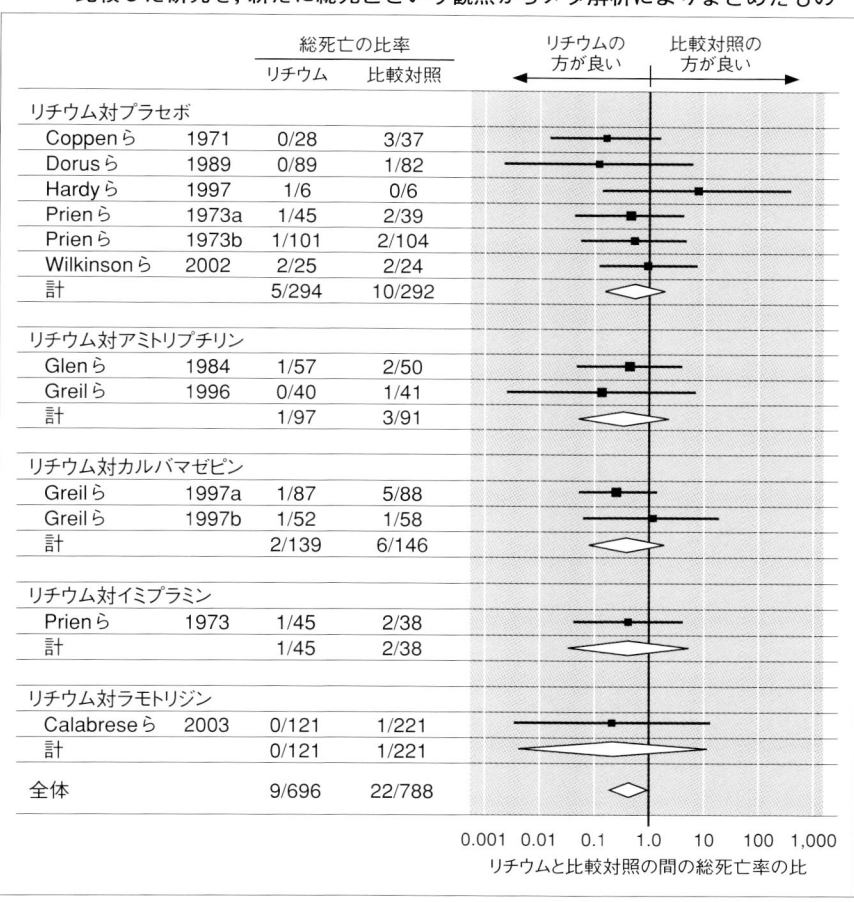

（Ciprianiら，2005）を改変

7. 抗うつ薬抵抗性うつ病

　先に述べましたように，1983年にカナダのDe Montignyらが，リチウム追加48時間以内に抗うつ薬抵抗性のうつ病患者42名中30名が軽快したという驚くべき結果をArchives of General Psychiatryへ報告しました。この報告がなされてから，抗うつ薬抵抗性うつ病に対するリチウム増強療法が急激に浸透したように思います。既に述べましたように，私自身も自分の受け持ち患者に難治性うつ病の患者さんがいて治療に難渋している時にリチウムを追加して劇的に良くなり驚いたことがあります。これは，うれしい驚きでした。それから20年近く精神科医を続けていますが，この時のような劇的な改善（すべての症状が急速に消褪する）は実は少ないことを経験しています。むしろ，リチウムを追加して数日以内に笑顔が出て，それからじわじわと様々な症状が消えていく患者さんが多いと思います。

　およそ10年ほど前の1994年に，私は「抗うつ薬とリチウム併用による抗うつ効果増強作用」というテーマでそれまで発表された文献を精神医学誌にまとめたことがあります（寺尾，1994）。その当時は，そもそも躁病の治療薬であるリチウムがなぜうつ病の治療に使えるのか，しかも抗うつ薬抵抗性のうつ病に効果を示すのか，まだ本邦では大方の精神科医が半信半疑の状況であったと記憶しています。しかし，筆者が上記の総説を著したのは，Austinら（1991）のメタ解析の結果が出た直後であり，彼らが5つのRCTsの結果を統合して，リチウムが抗うつ薬の抗うつ効果を増強することを示したことで，「やはりリチウムは抗うつ効果を増強する」と意を強くしたことをおぼえています。

　その後，さらにRCTsが蓄積され，1999年にBauerらにより，再度のメタ解析が行われました。この研究においては，少なくとも800 $mg/$日のリチウムを投与しているか，血中リチウム濃度が0.5 mEq/L以上であること，さらにリチウムの投与期間が2週間以上であること，を満たした9つのRCTsが対象となりました。メタ解析の結果，9つのRCTs全体としてリチウムはプラセボよりも有意に効果があることが確認されました。さらに興味深いことには，図17に示すように，リチウム投与量に関しては600から800 $mg/$日までは用量依存性に反応率が増すがそれ以上は頭打ちになること，リチウム投与期間に関し

図17 リチウムあるいはプラセボ追加による反応率の比較
（9つの研究をメタ解析によりまとめたもの）

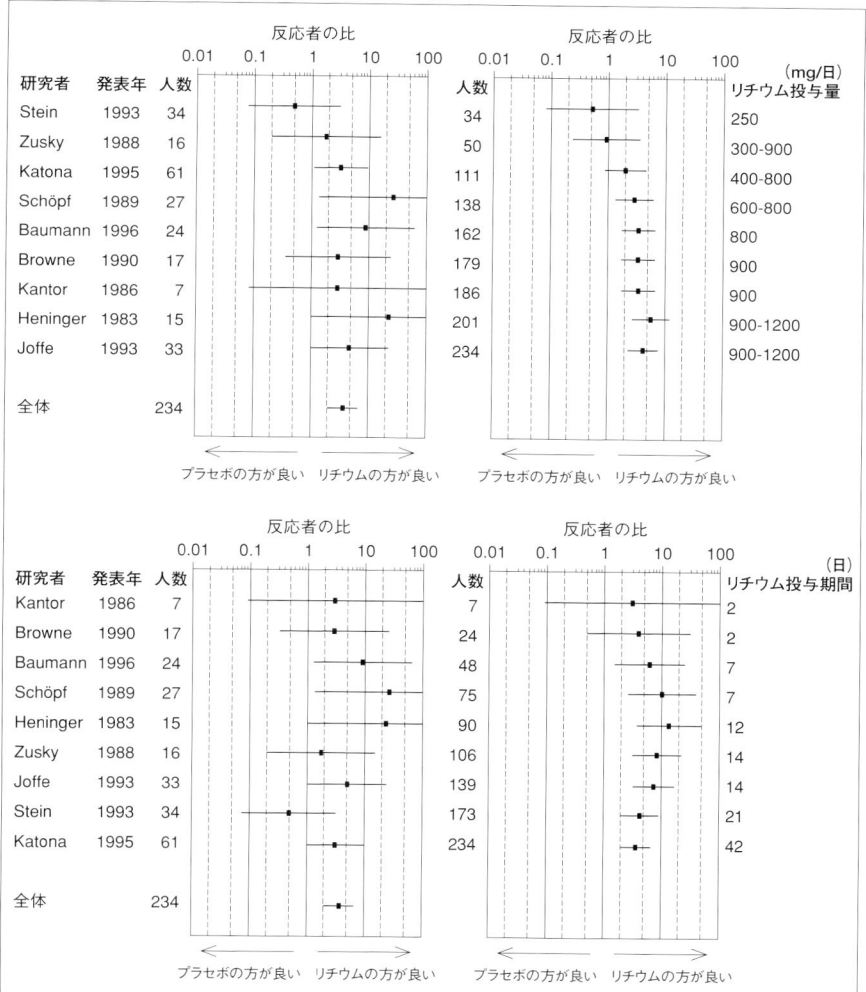

上段左は9つの研究をリチウム投与量の少ないものから多いものへ並べたもので、上段右は上から順に累積したものです。600-800 mg/日以上で横棒（95%信頼区間）が1の垂線から離れ、リチウムの方が有意に効果が出てくることがわかります。他方、下段左は同じ9つの研究を投与期間の短いものから長いものへ並べたもので、下段右は上から順に累積したものです。7日以上で、横棒（95%信頼区間）が1の垂線から離れ、リチウムの方が有意に効果が出てくることがわかります。

（Bauerら，1999）を改変

ては2日から12日まではやはり期間依存性に反応率が増すがそれ以上は頭打ちであることが明らかになりました。

2002年には，別のメタ解析が報告されました。これはStimpsonらによるもので，彼らはメタ解析に含む研究を厳しく制限しました。すなわち，対象を単極性うつ病の患者に限定し，さらにイミプラミンに換算して150 $mg/$日以上の抗うつ薬を4週間以上投与しても軽快しなかった患者を検討したRCTsに絞りました。この結果，メタ解析にエントリーしたRCTsはたった2つであり，これらの対象患者の合計は僅か50名でした。メタ解析の結果はリチウムがプラセボよりも有意に効果的というものでしたが，Stimpsonらはまだエビデンスに乏しいとしています。

余談になりますが，メタ解析の際にいつも問題となるのは，集められたRCTsのうち，どこまでのRCTsを含むか，あるいは含まないかという線引きです。あまり基準を高くすると，メタ解析にエントリーできるRCTsが減ってしまい，メタ解析の結果が偏ったものになる危険性が生じます。逆に，エントリー基準を低くするとRCTsの数は増えますが，方法論的に貧弱なものが混じりこんでしまい，やはり正しい結論から遠ざかってしまいます。

したがって，今まで報告された3つのメタ解析の結果がすべて肯定的であることを考慮すると，さらに検討する余地は残されているとはいえ，リチウムが抗うつ薬抵抗性うつ病に奏効する可能性は高いと考えて良いでしょう。

8. コタール症候群を伴ううつ病

コタール症候群は否定妄想性障害とも言われ，患者は財産，地位，能力のみならず，心臓，血液，腸までも失ってしまったと訴えます。まれな症候群ですが，統合失調症やうつ病，認知症などさまざまな疾患に現れたという報告があります。ここでは，コタール症候群を伴ううつ病にリチウム追加が奏効した症例（Teraoら，1992）を提示しましょう。

症例は62歳の男性で，26年前にうつ病で治療を受けたことがあると言います。今回は3ヵ月前から次第に抑うつ気分，不安感，罪業感，自殺念慮，意欲

低下，不眠，食欲低下，体重減少が出現しました。抗うつ薬のミアンセリンを開始しましたが改善の兆しはなく，昏迷（意識ははっきりしていますが，話すことも動くこともできない状態）に近いところにまで陥りました。病棟へ入院させましてミアンセリンを増量しました。少しずつ発語は増えましたが，「自分は世界で一番の悪党である。それで死ぬことすらできない」「脳細胞がひとつも働いてない。自分はまったく無の世界にいる」など執拗に訴えていました。そこでリチウムを加えたところ，3日以内に上記の妄想も他の症状もきれいに改善しました。

　もう1例は62歳の女性で，今度が3回目のうつ病相でした。昏迷の状態で入院し，抗うつ薬のクロミプラミンの点滴を受けたところ，次第に会話ができるようになりましたが，「心臓も脳もなくなった。腸もない。食事をとってもどこかへ消えてしまう」「目や歯も自分のものではない」と執拗に訴えました。リチウムをクロミプラミンへ加えますと8日後にはこれらの妄想も含めほとんどの症状が消失しました。

　コタール症候群は難治性で電撃療法（Electroconvulsive Therapy：ECT）が推奨されることもありますが，これらの症例のようにリチウム追加が奏効する場合があることをおぼえておかれると良いでしょう。

9. 統合失調症

　統合失調症や統合失調感情障害に対するリチウムの効果が以前より指摘されています。実際の臨床場面でも，定型抗精神病薬や非定型抗精神病薬の奏効しないこれらの患者さんに対して，リチウムを追加投与すると情動面の安定や，これと平行して幻覚・妄想に心理的距離の取れるようになる患者さんを時に経験します。

　Leuchtら（2004）は，統合失調症に対するリチウムの効果に関して，リチウム単独　対　プラセボ，リチウム単独　対　抗精神病薬，（抗精神病薬への）リチウム追加　対　プラセボ追加　の3つのパターンにRCTsを分類してメタ解析の結果を報告しました。

まず，副作用などのために早期に脱落した患者の比率を比較しました。図18に示すように，リチウム単独　対　プラセボ単独では，3つのRCTsがあり有意差はありませんでした。リチウム単独　対　抗精神病薬では，8つの

図18　統合失調症に対するリチウムの効果：脱落者の比率を指標としたメタ解析

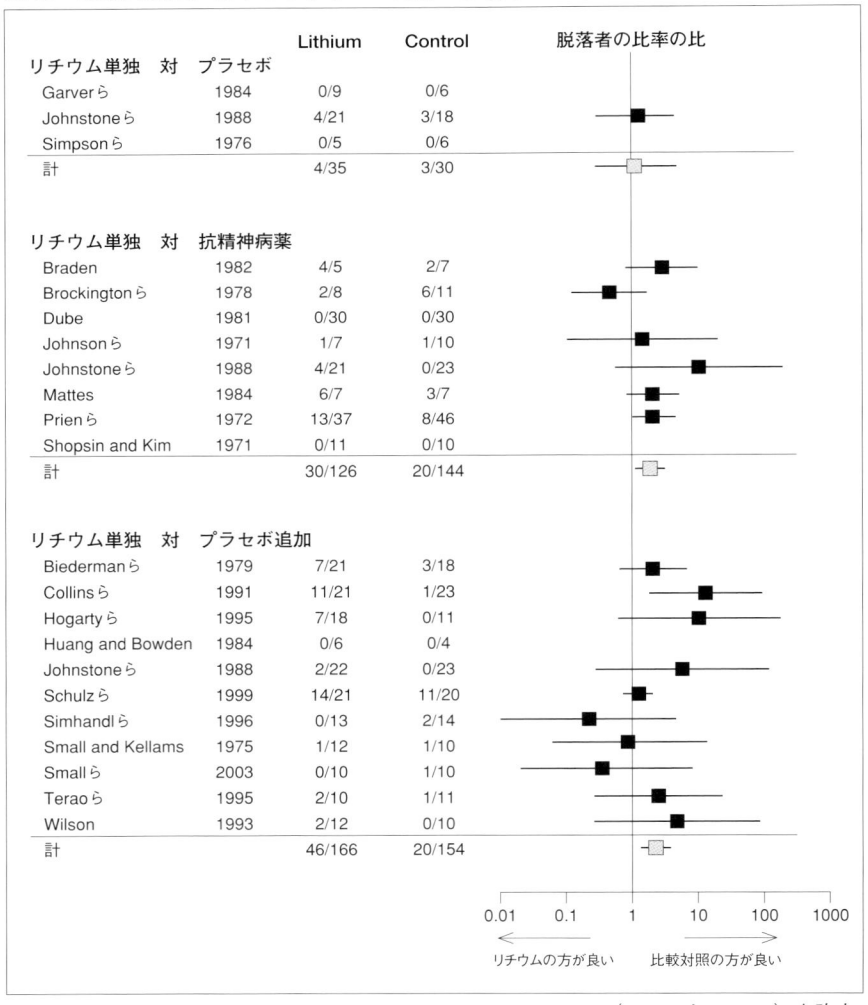

		Lithium	Control	脱落者の比率の比
リチウム単独　対　プラセボ				
Garverら	1984	0/9	0/6	
Johnstoneら	1988	4/21	3/18	
Simpsonら	1976	0/5	0/6	
計		4/35	3/30	
リチウム単独　対　抗精神病薬				
Braden	1982	4/5	2/7	
Brockingtonら	1978	2/8	6/11	
Dube	1981	0/30	0/30	
Johnsonら	1971	1/7	1/10	
Johnstoneら	1988	4/21	0/23	
Mattes	1984	6/7	3/7	
Prienら	1972	13/37	8/46	
Shopsin and Kim	1971	0/11	0/10	
計		30/126	20/144	
リチウム単独　対　プラセボ追加				
Biedermanら	1979	7/21	3/18	
Collinsら	1991	11/21	1/23	
Hogartyら	1995	7/18	0/11	
Huang and Bowden	1984	0/6	0/4	
Johnstoneら	1988	2/22	0/23	
Schulzら	1999	14/21	11/20	
Simhandlら	1996	0/13	2/14	
Small and Kellams	1975	1/12	1/10	
Smallら	2003	0/10	1/10	
Teraoら	1995	2/10	1/11	
Wilson	1993	2/12	0/10	
計		46/166	20/154	

0.01　0.1　1　10　100　1000
←リチウムの方が良い　　比較対照の方が良い→

（Leuchtら，2004）を改変

RCTsがあり，抗精神病薬の方が有意に脱落者が少ない結果でした（優れていました）。リチウム追加　対　プラセボ追加では，11のRCTsがあり，プラセボの方が有意に脱落者が少なくなりました（優れていました）。この理由としては，やはりリチウム併用に伴う副作用の発現などが考えられるでしょう。

次に，BPRSでの評価点が50％未満の改善にとどまった患者，あるいはCGIで著明改善に至らなかった患者（つまり効果が得られなかった患者）の比率を比較しました。図19に示すように，リチウム単独　対　プラセボ単独では，2つのRCTsがあり有意差はありませんでした。リチウム単独　対　抗精

図19　統合失調症に対するリチウムの効果：非反応者の比率を指標としたメタ解析

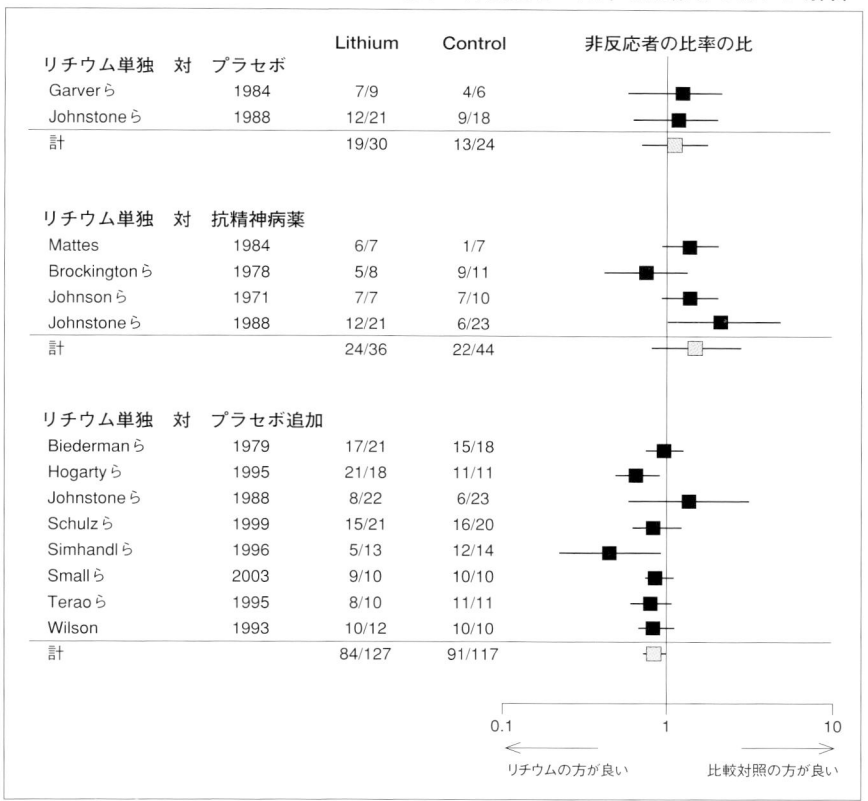

			Lithium	Control	非反応者の比率の比
リチウム単独	対	プラセボ			
Garverら		1984	7/9	4/6	
Johnstoneら		1988	12/21	9/18	
計			19/30	13/24	
リチウム単独	対	抗精神病薬			
Mattes		1984	6/7	1/7	
Brockingtonら		1978	5/8	9/11	
Johnsonら		1971	7/7	7/10	
Johnstoneら		1988	12/21	6/23	
計			24/36	22/44	
リチウム単独	対	プラセボ追加			
Biedermanら		1979	17/21	15/18	
Hogartyら		1995	21/18	11/11	
Johnstoneら		1988	8/22	6/23	
Schulzら		1999	15/21	16/20	
Simhandlら		1996	5/13	12/14	
Smallら		2003	9/10	10/10	
Teraoら		1995	8/10	11/11	
Wilson		1993	10/12	10/10	
計			84/127	91/117	

0.1　　　　1　　　　10
←リチウムの方が良い　　比較対照の方が良い→

（Leuchtら，2004）を改変

神病薬では，4つのRCTsがあり，リチウムと抗精神病薬の間に有意差はありませんでした。リチウム追加 対 プラセボ追加では，8つのRCTsがあり，リチウム追加の方が有意に効きが良いのでした。

　以上の結果から，リチウムを単独で統合失調症の患者に用いることは一般的には避けるべきであると考えられます。ただし，統合失調感情障害（分裂感情障害）の患者にはリチウムが効くというエビデンスもあります。また，抗精神病薬にリチウムを追加することに関しては，早期脱落患者の比率という点からみるとリチウム追加はプラセボ追加に劣っており，効果の点からみると，リチウム追加はプラセボ追加よりも優れていました。前者の背景に副作用があるとすれば，躁病患者にリチウムを大量に投与する時とは異なり，統合失調症の患者には少量から徐々に増量したほうが良いと考えられます。

　ちなみに，このLeuchtらも引用してくれていますが，私どもが行ったリチウム追加研究の結果を紹介しましょう。書面による説明と文書による同意の得られた21名の慢性統合失調症患者に対し，それまで投与されていた抗精神病薬は変化させずにリチウムないしプラセボを8週間追加しました。リチウムを追加するか，プラセボを追加するかは無作為に行い，それぞれの投与が完了した直後から3週間のwashout期間（抗精神病薬は継続）を設け，前回リチウムを投与された患者はプラセボを投与され，プラセボを投与された患者はリチウムを投与されました。精神症状の評価はBrief Psychiatric Rating Scale（BPRS）を用い，総得点の他に抑うつ・不安尺度，無気力尺度，思考障害尺度，興奮尺度，敵意・猜疑心尺度によりどの症状が改善したのかを検討しました。その結果，総得点はリチウム投与の方がプラセボ投与より有意に改善しましたが，これには抑うつ・不安尺度の有意な改善が反映したものと考えられました。つまり，慢性の統合失調症患者にリチウムを追加することにより，改善が期待できる症状は抑うつ・不安であることが，私どもの研究からは示唆されたのでした。

　余談になりますが統合失調症に関しては，リスペリドン，オランザピン，クエチアピン，ペロスピロンといった非定型抗精神病薬が導入され，副作用の少ない薬物療法が行えるようになりました。しかし，効果が格段に優れているかとなると，疑問の余地があるように思います。クロザピンという，諸外国では既に使われている抗精神病薬があります。この薬は無顆粒球症や心筋炎など致

死的な副作用を生じる危険性があるために本邦では一度治験が中断したという経緯があります。しかし，2週間に1回の血液検査と1ヵ月に1回の心電図・心エコー検査の義務を負わせることにより再度，本邦でも治験が行われることになり，およそ30例の難治性統合失調症の患者に投与されました。私自身もそのうち2例にかかわりましたが，ともに通常の抗精神病薬にはなかなか反応せず，リチウムを追加してもごく部分的な改善にとどまる状態で，一般の精神病院に10年余りの長期入院を余儀なくされておりました。いずれの症例も，この治験に導入し，それまでの抗精神病薬をクロザピンに置き換えることによって著明に改善し，1名は自宅に退院でき，さらにデイケア通所に至りました。他の1名は2週間に1回の大学病院への通院が家庭の事情で出来ず，クロザピンを中止せざるを得なくなりました。その結果，元の状態へ戻ってしまったことを大変残念に思います。リチウムの話から遠ざかってしまいましたが，特に難治性の統合失調症治療にはクロザピンという薬物は非常に重要と私は考えています。現在，厚生労働省はこの薬を許可するのかどうか審議中と聞いておりますが，クロザピンの使用を血液内科や循環器内科を有する総合病院の精神科に限定して，厳重に副作用チェックを行いながら使用させるという形で認可されることを期待しています。

10. 人格障害

　人格障害は薬物療法の適応にはならないと考える精神科医も少なくありません。しかし，私はリチウムをはじめとする気分安定薬を投与することで，衝動性や攻撃性が軽減し若干「角が取れた」性格に変化し，精神療法の浸透度も良くなるのではないかという印象を持っています。プラセボからリチウムへ，あるいはリチウムからプラセボへ切り替える交差法を用いた二重盲検試験で，Rifkinら（1972）は「情緒的に不安定な性格障害」すなわち「抑うつや軽躁が数時間から数日続く短い気分変動」や「慢性的に適応できない行動」を有する患者において，リチウム投与時のほうがプラセボ時よりも有意に大きな改善が認められたことを示しました。

私には、行為障害ないし反社会性人格障害へのリチウム使用経験があります。その患者さんはもう少しで成人するくらいの男性で、施設の方が心配して精神科外来へ連れて来られたのでした。特に興奮するわけでもないのですが、目つきが険しく、なかなか診察室に入ろうとしません。幾度となく促すと、ようやく部屋に入りましたが椅子にふんぞり返って天井を向いています。一言も発しないので施設の方から事情をうかがうと、恐喝や万引きを繰り返し、家族が疲れ果てているとのことでした。皆が心配していることをご本人へ説明しましたが、黙って上を向いたままでした。やむをないと思い、「本当に自分を変えたいなら、またおいで」と言うと無言で出て行きました。おそらく二度と来ないだろうと思いながら次回の予約を施設の方に渡しておきました。予約日がやってきました。うれしいことに予想に反して、彼は来たのでした。今度もほとんどしゃべらず、施設の方が彼のやった悪いことを説明して行きます。施設の方がなかなかユーモアのある方で、面白おかしく彼の悪事を説明すると、時に彼はにやりとしました。「普段はおとなしいのに、ときどきこの子はとんでもないことをするんです」と施設の方が言います。おそらく衝動性や攻撃性が亢進しているのだろうと考え、「この薬が効いてくると自分がコントロールしやすくなる」とリチウムを処方しました。2週間後に彼はやってきました。今度はこちらと視線を合わせ、少しはにかんでいます。話も少しずつ出来るようになりました。職員から聞くと、施設でのパン作りを手伝うようになったとのことです。次第に、施設にいる兄弟のことや病気がちの母親のことなど他人のことも思いやることが出来るようになりました。さらに、土木作業員として工事現場で真面目に働くようになりました。リチウムを服用すると聞きわけが良くなり生活態度の軌道修正ができるのですが、服薬をサボり始めると次第に脱線を始めるのでした。

11. 知的障害者の問題行動

　知的障害者に見られる問題行動、特に攻撃性に基づくと考えられる自傷や他害に対するリチウムの効果が検討されています。Worralら（1975）は、8名の

重度知的障害入院患者を対象としました。年齢は33歳から57歳で，長年にわたって7名は他の患者を常習的に叩いたり，噛んだり，つねったり，ひっかいたりしていたのでした。他の1名は欲求不満がたまった時に，自分の顔を強くひっかいたり，物を壊したりしていました。いずれの患者も躁うつ病に該当するような症状を呈しませんでした。これらの8名に対し，リチウムか，あるいはプラセボを無作為に割付け，二重盲検の形で，4週間ずつ計16週間いずれかを投与し，リチウムの抗攻撃効果を評価しました。その結果，8名全体として有意にリチウムはプラセボよりも効果がありました。内訳は，3名が攻撃性が減り，1名が逆に悪化し，2名が変化なしでした。他の2名は副作用のために脱落しました。

　Craftら（1987）は，攻撃性や自傷を示す知的障害で，何らかの薬物療法が必要な42名の入院患者を対象に，リチウムの攻撃性に対する効果について検討しました。すべての患者は4週間の導入期にプラセボを投与された後に，リチウムかプラセボへ無作為割付され，12週間の二重盲検試験を施行されました。その結果，リチウムの方がプラセボよりも攻撃性に対する効果が有意に大きいことが確認されました。

　私どもも，気分障害を伴わない8名の精神遅滞者および境界知能者を対象として，それまで投与していたリチウムのみを中断することにより，リチウムの抗攻撃作用を検討しました（寺尾ら，1994）。これらの患者はもともと自傷や他害，器物破損を行ったためにリチウムを平均28.8ヵ月投与されていました。中断直前の平均リチウム濃度は0.5 mEq/L でした。男性5名，女性3名で，平均年齢は34.8歳，知能の程度は重度2名，中等度3名，境界知能3名でした。リチウムの効果を評価するために，リチウム中断直前1ヵ月間と直後1ヵ月間の行動の変化を評価しました。その結果，リチウム中断後に自傷や他害という形で攻撃性が増悪した患者は2名，落ち着きや聞き分けのなさが増悪した患者も2名で，全体として4名（50％）がリチウム中断後に増悪したことになり，これらの患者ではリチウムが奏効していたと考えられました。

　重度知的障害の患者はいろんな意味での処理能力が乏しい上に言語を介しての交流が非常に難しいこともあり，状況に応じてさまざまな異常行動が見られます。たとえば量的な変化として増動や減動，質的な変化として自傷や他害な

どです。これらの症状に対して、リチウムが奏効したとする報告は本邦でも散見されますが、私どもも経験があります（宋ら,1999）。

この患者さんは初診時25歳の女性で、4歳から療育センターへ通所していました。ほとんど言葉を話さず、会話が成立しませんでした。ある時から「エー、エー」と大声で叫ぶようになり、精神科を初診しました。毎日のように大声で叫び、自分の頭を自分で叩いていました。この時は自然と軽快し通院も中断しています。2年後に再び来院しました。母親によると、今度は右肩を上げた姿勢を取るようになり、自宅でも施設でも落ち着かず、指示に従わなくなったといいます。診察時には、泣きそうな顔をして「エー、エー」と大声を出し、自分の頭を叩いていました。他に、自分の顔をひっかいたり、手掌を痕が残るほど強く噛んだりしていました。さらに、おじぎをするような動作と供に、右肩を上げるような姿勢を取っていました。歩行時には、おじぎをしている時のように、上体を前屈して歩くようになっていました。まず、ハロペリドールを0.75 mg/日投与しましたが、歩行時の前屈姿勢はむしろ悪化し、加えて湿疹も生じたために中止しました。次に、リチウムを少量から開始し、800 mg/日（0.7～1.0 mEq/L）へ増量したところ、次第に姿勢も良くなり明らかに落ち着いてきました。頭を叩き、手掌を噛む行為も減りました。笑顔も増加し、聞き分けも良くなりました。状態が安定したために600 mg/日へ減量すると、再び姿勢が悪くなり、落ち着きがなくなり、頭叩きや手掌噛みも増えました。再度、800 mg/日へ増やすと再び行動が落ち着きました。このように、再現性をもってリチウムが有効でした。

12. 周期が明らかな思春期の患者：間欠的投与法1

Abeら（1995）は、2週間以内の気分エピソードないし精神病エピソードを周期的に繰り返し、エピソード間欠期には残遺症状を残さず、発症が20歳未満の症例を集め、これらの症例におけるリチウムの予防効果を見い出しました。数週間はリチウムを継続投与して予防効果を確認した後に、次回再発予定日の

1週間前から投与開始し，その後7，8日間投与を続けて中止するという間欠的投与法を行うことで副作用をできるだけ防止するという方法を工夫しました。

13. 前駆症状を有する患者：間欠的投与法2

　再発の規則性のない患者であっても，いわゆる前駆症状のある患者の場合には，この前駆症状を目安にリチウムを投与することもできます（Terao, 1993）。既にリチウムが効くと判明している患者の中で，うつ病相になる数日前から下肢のだるさが生じ，それを放っておくと次第に抑うつ気分が出現し，他の抑うつ症状も揃ってうつ病の再発が明らかになる患者さんがいました。この患者さんに対し，下肢のだるさが生じた時点でリチウムを服用してもらうように指導したところ，リチウムを服用してすみやかに下肢のだるさは消失し，抑うつ気分も生じませんでした。この患者さんは，ある時下肢のだるさを感冒症状と考えリチウムではなく風邪薬を服用した時にうつ病が再発したことがありますので，リチウムのプラセボ効果は否定的に考えることができます。

14. ステロイド投与中の抑うつ状態

　ステロイド投与中に，さまざまな精神的変調が生じる可能性があります。原疾患による精神症状のほか，ステロイドによる精神症状が広く知られています。後者の場合には，出来ればステロイドを減らしたいところですが，減量がなかなか難しいことが少なくありません。そこで何らかの向精神薬を投与することが必要になりますが，抑うつ状態がステロイドによって引き起こされている場合には，抗うつ薬が奏効しにくいことが知られています。

　私どもは，ステロイドによる抑うつ状態と考えられる患者4名にリチウムを投与することにより改善させることが出来ました（Teraoら，1994, 1997）。以下に私の元同僚で現在，産業医科大学助教授の吉村玲児先生が経験した症例を提示します。

症例は24歳の女性です。過去に精神疾患の既往はありません。SLEを発症したために、プレドニゾロンを50 mg/日から開始されました。1ヵ月後から抑うつ気分、不安感、焦燥感、自殺念慮、関係妄想や不眠が出現したために入院しました。早速、リチウムが単剤で処方されました。抑うつ状態の得点は、入院時24点で、1週間後に22点、2週間後に12点、3週間後に8点、4週間後に4点と徐々に改善しました。その後、リチウムを中止したところ抑うつ状態は再燃しました。ステロイドが20 mg/日へ減量されてから再度リチウムを中止したところ、今度は再燃しませんでした。

この経過は、抑うつ状態をステロイドが用量依存的に引き起こし、それに対してリチウムが奏効していたと考えることができます。

C 妊娠とリチウム

1. 妊娠と分娩

　まず妊娠中の薬物療法に関して，母親の服用する薬物の催奇形性が発現される程度やその種類は，その服用時期と大きくかかわっています。受胎から32日までの期間に，胎児へ薬物を曝露すると，神経管の発達と閉鎖に影響をもたらす可能性が生じます。受胎21日から56日までの期間では心臓の形成に，42日から63日まででは唇や口蓋の形成に影響を及ぼす危険性があります（Yonkersら，2004）。

　リチウムによる奇形については，Schouら（1973a）のリチウムベビーに関する調査が有名です。この調査はリチウムによりマウスやラットに奇形が高頻度で（口蓋裂が30～39％，外耳欠損が45％，眼球欠損が63％）生じたという報告を受けて，妊娠中の女性においても奇形が高頻度で生じるか否か検討するために1969年から行われました。リチウムベビーの定義としては，「妊娠第1期にリチウムを服用していた患者から生まれた児」です。このリチウムベビーのうち，肉眼的に明らかな奇形を有する児が，スカンジナビア諸国と米国，カナダから報告されました。1972年11月までに118例が報告され，そのうち5例が死産でした。残りの113例のうち，7例が1週間以内に亡くなりました。亡くなったこれら12例のうち6例に奇形を認めました。また，生存した児のうち，9例に奇形を認めました。もっとも多い奇形は心血管系のもので6例に存在しました。

　Schouらは，リチウムによる奇形は確かに存在するものの，動物実験で認められたような高い頻度ではなさそうだと結論しています。この報告は，おそらくはじめてヒトでのリチウムによる奇形を大規模に調査したという点で意義深いものです。

　しかし，実のところ，頻度が高いのかどうかはリチウム投与者が全体でどれ

ほどいたのか（母集団の数）が示されていない以上，発症率は計算できません。むしろ，興味深いことは奇形を認めた9例のうち，2例もEbstein奇形が認められたことでしょう。これは三尖弁の右室への下方偏移と右室の形成不全から構成され，一般人口では20,000人に1人の頻度で発症します。他の統計によりますと，リチウム服用者の児においては，1,000人に1人（0.1％）から1,000人に2人（0.2％）の頻度で生じ，一般人口と比較して20倍から40倍の高さとなります（Yonkersら，2004）。

したがって，リチウムの影響は明らかですが，頻度そのものの絶対値は他の副作用と比べるとかなり低いのです。また，リチウム服用者の児は体重が100g弱ほどリチウム非服用者の児よりも重いことが知られています。リチウム服用女性には喫煙者が多いという意見もあり，喫煙自体は児の体重を減らす方向に働くはずですが，それを凌ぐ（児への）体重増加作用がリチウムには存在する可能性があります（Yonkersら，2004）。

母親がリチウムを服用しつつ分娩に至った場合には，フロッピーベビー症候群すなわちチアノーゼと筋弛緩が生じる危険性があります。分娩後に急速に母体の循環血液量が減少することから，分娩時にはリチウムの投与量を減量するように勧める専門家もいます。Schouら（1973b）は，分娩を境に実際にリチウムクリアランスが半減することを示しています。リチウムクリアランスについては，妊娠中に亢進し，分娩後に低下します。これをリチウム濃度から眺めると，妊娠中に低下し，分娩後に上昇することになります。したがって，リチウムの投与量としては，妊娠中には増量し，分娩後は減量することが必要となります。妊娠中にもリチウム治療が必要な場合には，前述したように，きめ細かくリチウム濃度を測定し，投与量を調整していくことが必要となります。また，分娩が遷延した場合には脱水に陥らないように，そのためにリチウムの濃度が急上昇しないように適切な補液が必要です。

また，新生児の甲状腺機能低下症や腎性尿崩症の発症も報告されています。妊娠中にリチウムを服用した場合とそうでない場合の児の神経行動学的発達には有意差は認められませんでした（Yonkersら，2004）。

2. 妊娠した双極性患者への治療計画

　主治医は薬物療法のみならず，一般的な生活態度にまずは注意を払うべきでしょう．特に，食生活や運動習慣，肥満や喫煙，アルコール摂取や薬物乱用など是正すべき課題を患者と話し合い，生活習慣の改善をはかるべきです．また，妊娠したらどのような治療方針で行くのか，理想的には受胎前に，しかも正常気分の時に，十分に話し合っておくのが望ましいと考えられます．このような話し合いを行う上で最も重要な情報は，疾患の経過と薬物の胎児に対する危険性です．疾患の経過として含まれるものは，今まで投与された種々の薬物に対する反応性，疾患の重篤さ，服薬下における正常気分の期間，非服薬下における正常気分の期間，薬物を中止してから再発するまでの期間，再発した場合に薬物を再投与してから回復するまでの期間などでしょう（Yonkersら，2004）．

　主治医が患者と話し合うべきもうひとつの問題は，受胎前と妊娠第1期において患者が薬物を継続する必要があるかどうかです．この時期に無投薬で経過を見ることが出来れば，胎児に対する催奇形性を大きく減らすことが出来るでしょう．Grofら（2000）は，双極性障害を発症後に妊娠を経験した28名を対象に，妊娠の再発予防効果について後方視的に調査を行いました．これらの患者は，リチウム療法開始前には9.5回の病相を経験していました．28名中15名が2回以上の妊娠を経験し，全部で56回の妊娠が対象となりました．妊娠中には誰もリチウムを服用していませんでしたが，妊娠末期にうつ病が再発しリチウムを再投与された患者が4名存在しました．再発調査の結果，妊娠前には9ヵ月で0.43回の再発回数でしたが，妊娠中には9ヵ月で0.14回と有意に減少し，分娩後には9ヵ月で0.68回と有意に増加しました．再発期間で見ると，妊娠前には6.1週間であったものが，妊娠中には0.9週間に有意に短縮し，分娩後には12.2週間に有意に延長しました．なお，この28名の患者は後にリチウムによる予防療法へ導入された結果，すべてリチウムに反応性の良いことが確認されています．したがって，この研究は，リチウムに反応性の良い両極性障害を対象としており，この結果をすべての双極性患者に一般化できるのかは確認できていません．それにもかかわらず，この所見は受胎前と妊娠第1期無投薬で経過観察できる可能性を示唆するものでしょう．

他方，リチウムを妊娠が判明する直前まで服用していた患者の場合には異なる結果が出ています。

Vigueraら（2000）は，双極性障害に罹患し，リチウムによる予防療法を受けていた42名の妊婦において，受胎6週間以内にリチウムを中止しました。これらの患者と患者背景がほぼ一致しており，妊娠していない59名の患者を対照群として設定し，やはりリチウムを中止しました。観察期間は妊娠中の1～40週と産褥期の41～64週としました。その結果，40週までに再発を生じたのは妊娠群で52.4％，非妊娠群で57.6％であり，有意差を認めませんでした（図20）。この所見そのものは妊娠の再発予防効果に否定的なものです。し

図20　妊娠直後にリチウムを中断した妊婦と非妊婦の比較

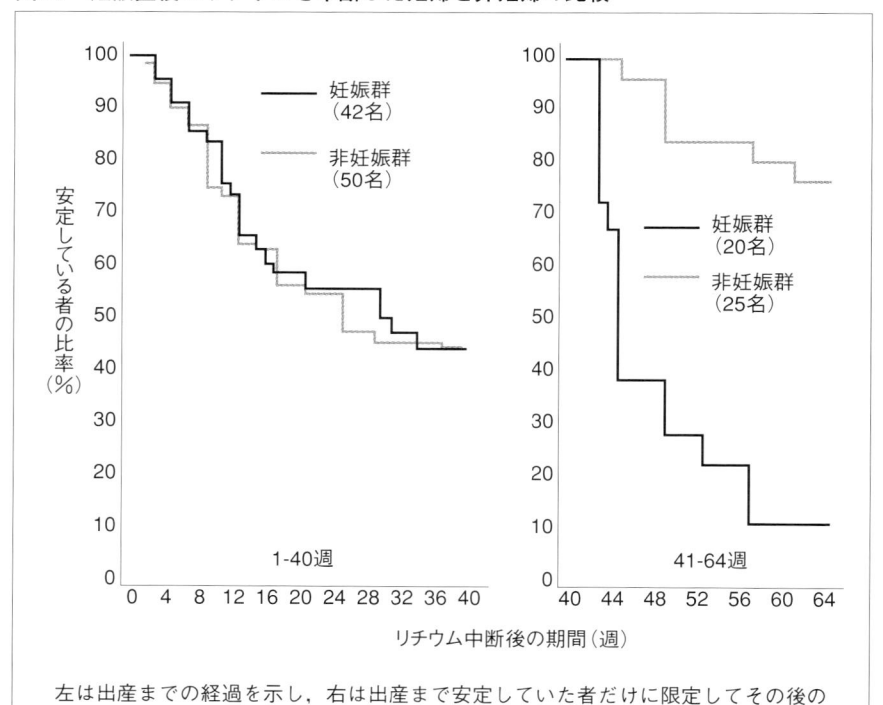

左は出産までの経過を示し，右は出産まで安定していた者だけに限定してその後の経過を追ったもの

（Vigueraら，2000）を改変

かしもっと細かく検討すると，リチウムを中止する際に中断した群と漸減中止した群を比較すると40週間の再発率は，それぞれ63.3％と37.1％でした。

リチウムを中断すると漸減中止時よりも再発しやすくなることは，後でも詳しく述べますが，いくつかの研究により既に報告されていることです。この場合，妊娠したということですぐに薬物をやめようとしてリチウムを中断した患者が妊娠群に多く，漸減中止した患者が非妊娠群に多いと仮定しますと，リチウムの中断により妊娠群では再発率が非妊娠群よりも高いことが想定されます。それにもかかわらず，実際には両群間で再発率に有意差がなかったということは妊娠の再発予防効果が機能した可能性を示唆するのかもしれません。いずれにしても，妊娠までリチウムを継続していた患者であっても，妊娠が判明後にリチウムを漸減中止すれば少なくともリチウムの離脱症状としての再発危険性は有意に低くなる可能性はあるでしょう。

さらに，Vigueraら（2000）の研究で，出産後6ヵ月（妊娠後41〜64週）の妊娠群と非妊娠群の比較も行っていますが，図20に示すように，明らかに妊娠群の方が再発が多いという結果になりました。この結果は，多くの先行研究が産褥期の精神障害の危険性を示唆していることと一致しています。

妊娠第2期や3期においては，催奇形性があるにしても小奇形や発達障害，低体重や早産なので，第1期と比較すると薬物投与は必要に応じて行いやすいと考えられます。実際，母体の精神状態が不安定になった場合には，妊娠継続のために何らかの薬物を投与せざるを得ないでしょう。特に，自傷の既往がある，再発すると回復までに時間がかかる，病識が不十分である，家族が再発に耐えられないこと，などが判明している場合には，薬物を再投与する方が，総合的に考えて母体も児も保護することになると考えられます。

3. 産褥期と授乳中の治療

主治医は，双極性障害患者に対して妊娠中には再発がなかったとしても，出産後には再発の危険性が高まりうることを説明しておく必要があります。たとえば，Vigueraら（2000）は，前述したようにリチウムを中断後40週間再発し

なかった患者をさらに24週間（41～64週）観察しました。その結果，この期間においては妊娠群で70％，非妊娠群で24％の再発と両群間で有意差を認めました。このことは，産褥期に再発が高まるという従来の報告とよく一致するものです。この危険性を回避するために，妊娠第3期ないし出産直後から気分安定薬を開始する方法があります。Stewartら（1991）は，産褥期精神病の既往を有する21名の妊婦に対し，妊娠34週後もしくは分娩24時間以内にリチウムを開始した結果，2名のみが再発したと報告しました。Cohenら（1995）は，双極性障害の27名の患者を妊娠中から産褥期にかけて観察しました。このうち14名が分娩後48時間以内にリチウムなどの気分安定薬を開始され，13名が投薬されませんでした。産後3ヵ月の間に気分安定薬投与患者14名中1名のみに再発を認め，非投与患者13名中8名に躁病相もしくはうつ病相の再発を認めました。カプラン・マイヤーの生存曲線を用いての解析でも気分安定薬は産褥期の再発を有意に予防することが示されました。分娩後にはもはや催奇形性を考慮する必要はないので，既往から再発しやすいことがわかっている患者にはリチウムなどによる予防療法を分娩直後から積極的に行うことが望ましいかもしれません。

　しかし，患者である母親が授乳を希望する時には薬物の母乳への移行が問題となります。Schouら（1973c）によると，母体の血中リチウム濃度のおよそ半分の濃度で乳汁へ移行するといいます。Schouらは医師と母親とよく話し合って決めるように勧めているものの，結局は授乳よりもミルクの方が望ましいとしました。現時点でも，母親がリチウムを服用している限り母乳を飲ませるべきではないという意見と，母乳栄養の利点は欠点を凌ぐので飲ませてよいという意見があります。現実的には，個別の症例に応じて利点と欠点を総合的に考慮して，母乳栄養にするのか，人工栄養にするのか，医師・患者間でよく話し合って決めていくことになるでしょう。母乳栄養を選択した場合には，母体の血液濃度のみならず母乳のリチウム濃度や児の血液濃度も測定した方が望ましいという意見があります。

D 投与量予測式

　リチウムは，いわゆる治療濃度と中毒濃度が近接しているために，濃度が高くなりすぎないための注意が必要です。実際の診療においては，まず1日量400 mg もしくは600 mg を投与します。リチウムの濃度が定常状態に達するのには5日は必要とされていますので，1週間後に患者さんが再診した時に，血中リチウム濃度を測定することになります。

　余談になりますが，特に外来患者の場合には，朝リチウムを服用後に採血しては参考になりませんので，注意してください。原則的に，リチウムを最終服薬後10から12時間後の濃度を基準にして，いわゆる治療濃度が考えられていますので，服薬2，3時間後のピークに近い濃度を測っても比較ができないし，むしろ濃度が高すぎると誤解してしまう危険性が生じるわけです。

　さて，前の晩服用して当日朝は服用せずに来院し得られた濃度と患者さんの状態像を把握し，それから到達すべきリチウム濃度を頭に思い浮かべ，比例計算することで投与量調整を行うことが一般的でしょう。たとえば，リチウム400 mg では濃度が0.3 mEq/L であったが，今までの経過から0.6 mEq/L は必要と考えられる。そこで，比例計算して投与量を800 mg へ増量する，などです。予防療法やうつ病の増強療法を行う場合などにはこのような方法で構いませんが，躁病の患者の場合にはもっと迅速に治療濃度に達することが期待されます。

　たとえばCooperら（1973）は，空腹時に600 mg のリチウムを単回投与して，その24時間後にリチウム濃度を測定し，その値をあらかじめ作られた表に当てはめることにより0.6〜1.2 mEq/L の濃度を維持するのに必要な投与量を予測する方法を考案しました。他方，すでにリチウムを服用中の患者の性や年齢，体重などとリチウム投与量や濃度を調査して，リチウム投与量を従属変数，患者背景の要因とリチウム濃度を独立変数として重回帰分析にかけて投与量予測式を作成する方法もあります。このような方法でZetinらが作成した予測式は以下のものです。

リチウム投与量＝ 486.8 ＋ 746.83 ×[希望する濃度]－10.08 ×[年齢]＋ 5.95 ×[体重]＋ 92.01 ×[治療形態：入院は 0，外来は 1 を代入]＋ 147.8 ×[性：女性は 0，男性は 1 を代入]－74.73 ×[三環系または四環系抗うつ薬併用の有無：なしは 0，ありは 1]

　Zetin らはこの式を用いれば，腎機能などの検査データをまったく用いなくても，目的とする濃度に見合ったリチウム投与量が予測できることを強調しました。

　この式の有用性を確認する研究がいくつか報告された後で，私どもが 18 名の患者さんを対象にこの式を用いたところ，予想に反して大きな誤差が生じたのです。図 21 に示すように，これらの誤差の程度と腎機能（BUN）が有意な正の相関を示すことがはっきりしました（Terao ら，1995）。リチウムは腎臓で排泄されるわけですから，腎臓の機能によってリチウムが身体に蓄積しやすい

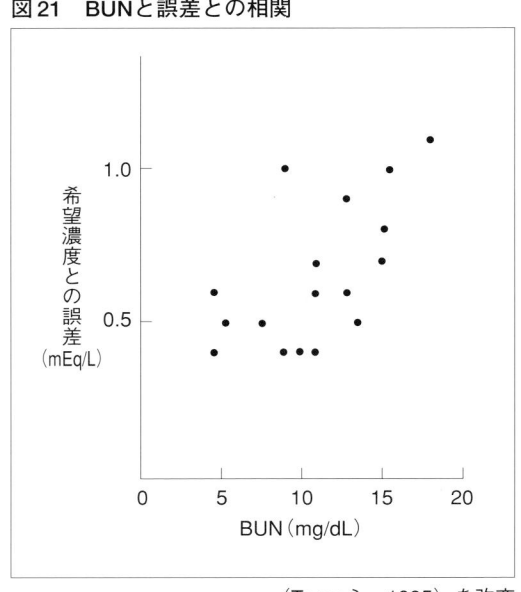

図 21　BUN と誤差との相関

（Terao ら，1995）を改変

人と蓄積しにくい人が出てくるのは当然なわけで，ある希望濃度に到達するためのリチウム投与量が腎臓の機能によって変動することを考慮しなければいけないわけです。そこで私どもは，腎機能の項を予測式に組み込んでみました。このために，
1) リチウムを同一量で7日以上服用していること
2) 明らかな身体疾患が存在しないこと
3) 非ステロイド系消炎鎮痛剤や利尿剤を服用していないこと
4) リチウム濃度測定日と体重や腎機能測定日が1ヵ月以上離れていないこと
5) 前日夜にリチウムを服用し，その後服用していないこと

をすべて満たす，既にリチウムを投与されてきた70名の患者を同定し，年齢，性，体重，治療形態（外来か入院か），抗うつ薬併用の有無，リチウム投与量，リチウム濃度，腎機能（BUNとcreatinine）を調査しました。そして，リチウム投与量を従属変数，他のすべての要因を独立変数として重回帰分析にかけたところ，リチウム投与量を説明する要因として，リチウム濃度，年齢，体重，BUNの順に取り上げられ，以下の回帰式が得られました。

リチウム投与量＝ 100.5 ＋ 752.7 ×［希望する濃度］－3.6 ×［年齢］＋ 7.2 ×［体重］－ 13.7 ×［BUN］

　この式は，先ほどのZetinらの予測式と比較して，全体として項の数が少なくなっておりますが，BUNという腎機能の項が加わっています。実際にこの式を使って投与量を予測し，あとでリチウム濃度を測ってみますと，おおむね大きな誤差はないようですが，私の印象としては肥満の方には誤差が大きく出るようです。いずれにしても，このような予測式を使って特に高い濃度（リチウム濃度1.0 mEq/L前後）を標的に投与量を予測し，最初から高用量で治療を開始することは躁病の方には有用かもしれません。最近，リチウムではありませんが，同じく躁病に用いるバルプロ酸の高用量での投与開始が通常量から漸増する場合よりも効果発現が早いことが注目されています（図2を参照下さい）。なお，この予測式を使ったからリチウム濃度を測定しなくて良いということではけっしてありませんのでご注意ください。1週間後に測定して，誤差

があれば投与量を調整していただくことになります。たとえば，1.0 mEq/L をめざして計算上 1000 mg が算出され，この量を投与したところ，実際には 1.2 mEq/L であったとすると，1000/1.2 ＝ 800 mg へ減量することとなります。

E 服　薬

　服薬チェックの点から，私は外来患者に対するリチウムの処方に際しては，できるだけ朝食後の服薬はさせないようにしています。それは抜き打ち的に血中リチウム濃度のチェックを行いたいからです。抜き打ちチェックが，本当の意味での服薬チェックに必要です。次回血中濃度をはかりますからと患者さんに予告することは，次回来院日の付近だけ服薬をきちんとさせることにもなりかねません。どうも最近状態が不安定になってきたのできちんと服薬しているのか疑わしいとか，手指の振戦が増してきたので中毒が心配，などの理由で，医師が必要と判断した時に即座に採血して血中リチウム濃度を測定すべきなのです。この場合に，朝リチウム服用後の濃度を用いると，基準とされる濃度すなわち最終服薬から約12時間後の濃度よりも高く出てしまい服薬良好とされてしまう危険性があります。そのために，私は原則的にリチウムの服用時刻を昼・夕・就寝前とか夕・就寝前としています。

　血中濃度がそれまでの濃度と比較して明らかに低い場合には，そのことをはっきりと患者さんに説明することが大事です。1日3錠処方されていて，1錠しか服用していなくとも飲んでいることになりますので「飲んでいます」という患者さんもいますので，血中濃度が低い時にはデータを示しながら「飲んでいるかもしれませんが，きちんと飲んでくださいね」と釘をさすことも必要でしょう。

　入院患者の場合には，看護師などの目が行き届く限り，リチウムの服用はきちんと行われている可能性が高いと考えられます。「可能性が高い」というのは，いったん口の中に含んでも舌の下に隠し持ち，後にトイレで吐き出す患者さんも皆無というわけではないからです。このような意味で口腔内崩壊錠があれば確実な服薬を保障するものと考えられます。しかし，退院後に次第に服薬が不規則となりリチウムをため込んで次第に自殺念慮が生じて大量服薬した場合に，口腔内崩壊錠だと胃洗浄しても既に吸収されているでしょうから危険性が増してしまいます。難しいところです。

　さて，退院後の服薬のことを考えますと，退院が近づいて外泊を繰り返すようになった場合に，服薬をチェックすることもまずは大切と考えられます。そ

のためには，外泊をする前の血中濃度を把握しておいて，外泊から帰った次の日の朝の血中濃度を測定して低下してないか確認することになります．退院が近づくに連れて，リチウムの投与量自体が次第に減ってくることもありますので，投与量で補正した血中濃度（level-to-dose ratio：LDR）を指標に縦断的に観察していくことは役に立つと思います（Teraoら，1993）．私どもがこの指標を用いて，退院後1年間の経過（再入院率を指標としました）との関連を検討したところ，入院中に外泊後のLDRが保たれている患者は有意に再入院率が少ないという結果になりました（Terao and Terao, 1994）．外泊に際して，服薬指導をしっかり行うことで退院後の服薬が遵守され再発予防につながるかもしれません．

F 副作用

1. 手指振戦

　リチウムを服用することで，微細な振戦が多くの患者さんに生じます。診察時に両手を前に出していただき，宙に浮かせた状態で指を開いてもらうと，これがはっきり観察できます。また，紙に直線や名前を描いてもらうとどの程度支障になるのかわかりますし，記録にもなります。通常の血中濃度では，日常生活に支障にならない程度の振戦です。患者さんには，あらかじめ「リチウムを服用すると手が震えることがありますが，それはリチウムが身体にしっかりと入った証拠です。それから効果が出てきます。病気が良くなってリチウムを減らせば震えも自然と良くなります」と説明しておくのが良いでしょう。また，リチウム濃度が何らかの要因で上がってくると微細な振戦から粗大な振戦に変化しますので，この時点でリチウムを減量することでリチウム中毒を予防することが出来ます。

2. 甲状腺

　リチウムを服用していると甲状腺機能が低下することがあります。これは，リチウムが直接甲状腺に作用して甲状腺ホルモンの生合成や分泌を抑制するからです。Kirov（2005）は，リチウム投与を開始した57名（女性33名，男性24名）を平均53.1ヵ月追跡したところ，女性では4名に甲状腺機能低下症が生じ，1名に甲状腺中毒症が生じました。男性ではまったく生じませんでした。リチウムによる甲状腺障害（低下も亢進も含む）に年齢の影響があるのか検討したところ，図22に示すように，45歳を超えると男女差が歴然とします。
　内科的な臨床症状を出さない甲状腺機能低下症（subclinical hypothyroidism）

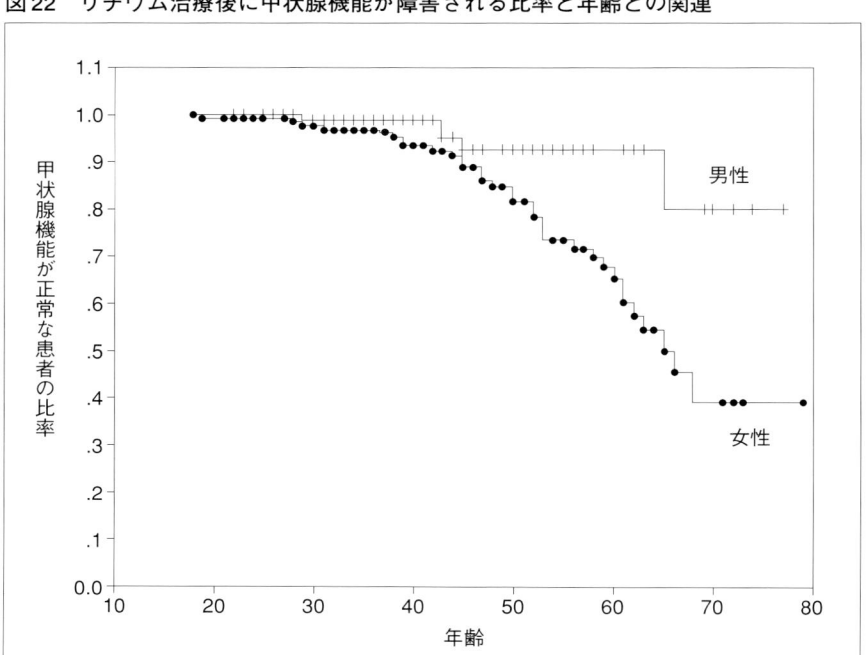

図22 リチウム治療後に甲状腺機能が障害される比率と年齢との関連

縦軸:甲状腺機能が正常な患者の比率
横軸:年齢

男性
女性

(Kirovら, 2005) を改変

はもっと多く, 検査上は甲状腺刺激ホルモンの上昇で把握されます. 内科的には問題なしとされることが多いようですが, このような subclinical hypothyroidism により双極性障害の経過が不安定になる, つまり再発しやすくなることが知られており, 場合によっては甲状腺ホルモンの追加が奏効することがあります.

また, T_4 を T_3 へ変換する 5'-monodeiodinase という酵素をリチウムが阻害することが動物実験で示されています. 私ども (Teraoら, 1995) が18名の患者を対象に8週間のリチウム投与前後で T_4 と T_3 の変動を追跡したところ, 図23に示すように, 2名が著明に T_4 が上昇して T_3 が低下しており, おそらくこの2名においてはリチウムが先ほどの酵素を阻害することでこのような現象が生じているものと考えられました.

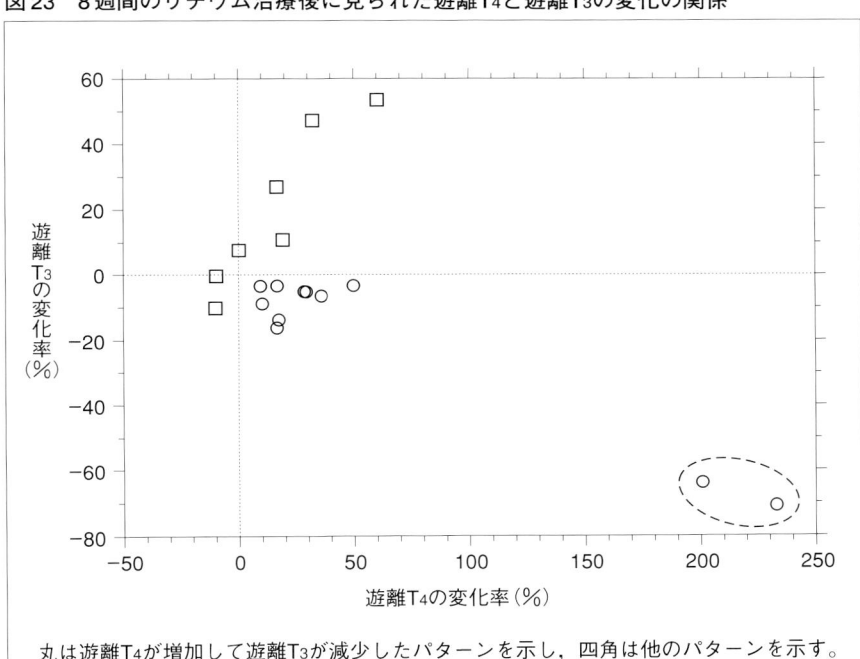

図23 8週間のリチウム治療後に見られた遊離T4と遊離T3の変化の関係

丸は遊離T4が増加して遊離T3が減少したパターンを示し，四角は他のパターンを示す。
2名の患者は異常に遊離T4が増加し，異常に遊離T3が減少した（破線で囲んだ）。

(Teraoら，1995）を改変

3. 腎　臓

　リチウム治療は腎臓の尿細管のダメージを引き起こすことがありますが，臨床的に重大な腎障害の発症は稀です。リチウムによる腎機能障害の危険因子は，多剤併用，リチウム中毒の既往，そして身体疾患です。リチウムを服用している患者は腎濃縮能の低下のために多尿を経験することがあります。稀なことですが，腎臓の構造変化もありえます（Gitlin, 1999）。腎性尿崩症は，抗利尿ホルモンに腎臓が反応しなくなることで生じますが，長期間のリチウム治療を受けた患者のおよそ10％に生じます（Bendz and Aurell, 1999）。腎性尿崩症の治

療はサイアザイドやアミロライドです。

　リチウム中毒後の急性腎不全が報告されています（Fenves et al, 1984）。急性リチウム中毒は腎臓の組織学的な変化をもたらしますが、これはリチウム中毒の既往のない患者にはほとんど認められません。治療量で長期間維持されると、糸球体機能や腎クリアランスは保たれます（Hetmar, 1988）。1年から30年間リチウム投与を受けていた207名の患者を評価すると、誰も腎不全に陥ってなかったということです（Kallner and Petterson, 1995）。

4. 心　臓

　リチウムは心臓にも影響を与え、洞性徐脈や洞機能不全症候群を引き起こす場合があります（Steckler, 1994）。洞機能不全は、性や年齢を一致させた対照群と比較すると、少なくとも1年間以上リチウムを服用していた患者に生じやすいのですが、臨床的に問題となる症例は稀です（Rosenqvistら, 1993）。健常者にリチウムを投与すると、心機能に影響はありませんが、心電図上にT波の平低化が認められます。リチウムが適応となる患者において、心血管疾患は必ずしもリチウムの使用を妨げるものではありません。しかし、慎重な用量設定や頻回にわたる心機能検査が必要です。

　我々もリチウムによる洞機能不全の症例を経験しました（Teraoら, 1996）。この症例は56歳の女性で37年前に双極性障害を発症しています。医師である夫がリチウムを服用させていましたが、失神を起こすようになったので中止したそうです。その後、躁状態が増悪したために入院しました。リチウムの代わりにバルプロ酸などを使用しましたが、ふらつきが顕著で中止し、リチウムを再開しました。その後、患者は顕著な徐脈（毎分44拍）を呈し、ホルター心電図では最大6.4秒の心停止が確認されました。リチウムを再び中止しましたが徐脈は持続しており、心臓ペースメーカーを植え込みました。その後はリチウムが再開できました。

5. 皮　膚

　リチウムが痤瘡や乾癬など様々な皮疹の発現や増悪に関与することが指摘されています。吉村ら（1991）は，1982年から1990年の8年間に大学病院の精神科へ入院し，リチウムを投与された184名の患者（女性100名，男性84名）のうち，リチウムにより皮膚症状が生じたと考えられた患者は5名（女性4名，男性1名），2.7％であったと報告しています。ここでは，女性の方が皮膚症状を起こしやすいように見えますが，有意差はありませんでした。さて，この5名は全員皮膚科を受診しましたが，診断は痤瘡が3名，乾癬が1名，播種状紅斑丘疹型薬疹が1名でした。リチウムを投与開始してこれらの皮疹が出現するまでの期間は7～16日（平均11.4日）でした。

　Chanら（2000）は，51名のリチウム投与中の患者と年齢や性をマッチさせた57名の対照患者（リチウム以外の向精神薬を投与されています）を比較しました。皮疹を診察する皮膚科医には先入観を与えないように精神科診断や投与薬物の内容は知らせずにおきました。その結果，リチウム群の皮疹は23名（45％）に認められ，対照群の14名（25％）よりも有意に多くなりました。リチウム群の方に痤瘡が有意に多いことがわかりました。また，有意差はありませんでしたが，乾癬，斑点状丘疹はリチウム群に見られ，対照群には見られませんでした。リチウムによるこれらの皮疹は男性患者の方に多く見られましたが，リチウムのこのような副作用発現に性差があるのか，女性の方が洗面や入浴など身体的清潔に気を使うために結果として男性に頻度が高くなるのか，今のところは不明です。実際には，女性であってもかなり頑固な痤瘡に苦しまれているリチウム投与患者もおられ，イオウカンフルローションなどを塗布しています。

症例　リチウムによる徐脈

　72歳の女性患者さんが私のところへやってきました。随分前から春先に軽い躁病と秋口にうつ病を繰り返しておられるようで，うつ病の時に抗うつ薬の投与を受けておられました。診断的には，双極II型障害（躁うつ病の躁状態が軽いタイプ）と考えられましたので，早速リチウムを 400 $mg/$日から開始しました。400 $mg/$日では血中濃度が 0.29 mEq/L と低めであったので 800 $mg/$日へ増量したところ，濃度は 0.68 mEq/L へ上昇しました。気分的には安定しましたが，脈が 60/分，50/分，42/分と1ヵ月ごとに着実に遅くなり，「脳貧血のようにくらっとすることがある」などと訴えるようになったために，リチウムを中止したところ2週間後には 66/分へ回復しました。そして「クラクラした症状は取れました」と改善を認めました。

　しかし，1ヵ月後には「少しテンションが上がっている。少し気分が高ぶって親戚と口論になった」と言われます。そこでリチウムに替わる気分安定薬としてバルプロ酸を投与したところ，気分も再び安定し徐脈も生じていません。

　本文でも触れていますが，リチウムによる心臓への影響，とくに洞機能不全を生じての徐脈はまれですが注意すべき副作用です。失神などの原因となることもあり，リチウム投与中の患者さんには時々脈をとることが必要です。

G 高齢者

　リチウムが神経毒性という副作用を発揮して，高齢者にせん妄などを起こしやすくするのではないかという危惧があります。他方，最近の神経科学の進歩により明らかになった所見，すなわち，リチウムが神経栄養因子や神経保護因子を増やすことや細胞新生を促進すること，さらにアルツハイマー型痴呆の病態生理を予防する可能性があることなど，むしろ高齢者の認知機能を維持・増進する作用が示唆されています。このような状況のもとで，Shulmanら（2005）は，カナダのオンタリオ州における医療保険のデータを利用して，66歳以上の高齢者で1993年から2001年の8年間にリチウム，バルプロ酸，ベンズトロピンのいずれかを新しく投与された患者を同定しました。ベンズトロピンは，せん妄を起こす危険性のある抗コリン剤として比較対照としました。対象からは，痴呆やてんかん，脳腫瘍や統合失調症，せん妄の既往があるものを除きました。そして，リチウム，バルプロ酸，ベンズトロピンのいずれかを投与開始して1年間にせん妄の診断名が上がってくるか否かを指標としました。

　解析に当たっては，まずそれぞれの投与群で1年の間にどの程度，せん妄患者が発生するかをカプラン・マイヤーの生存曲線を用いて解析しました。図24に示すように，せん妄の発生率はリチウムが最も小さく，ベンズトロピンが最も大きくなりました。統計学的には，リチウムとバルプロ酸の間には有意差はなく，ベンズトロピンはリチウムと比較して有意にせん妄の発生が多くなりました。さらに，性や年齢，合併症や視力障害，聴力障害の有無を考慮して，コックスの比例ハザードモデルを使って補正すると，リチウム群のせん妄発生率を基準とした場合にバルプロ酸群は1.36倍（95％信頼区間：0.94～1.97で有意差なし），ベンズトロピン群は1.88倍（95％信頼区間：1.35～2.62で有意差あり）となりました。対象の疾患を気分障害に限定しても，リチウム群のせん妄発生率を基準とした場合にバルプロ酸群は1.07倍（95％信頼区間：0.67～1.70で有意差なし），ベンズトロピン群は2.12倍（95％信頼区間：1.39～3.22で有意差あり）となりました。つまり，リチウムのせん妄促進作用はバルプロ酸と有意差なく，むしろ図24からはリチウムの方がバルプロ酸より

図24 高齢者にリチウム・バルプロ酸・ベンズトロピンを投与した時の
せん妄の発生率

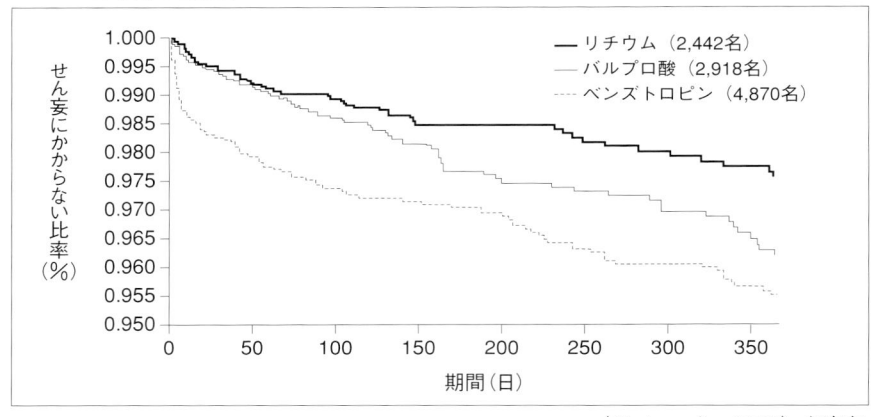

縦軸：せん妄にかからない比率（％）
横軸：期間（日）

凡例：
── リチウム（2,442名）
── バルプロ酸（2,918名）
‥‥ ベンズトロピン（4,870名）

（Shulmanら，2005）を改変

も良い傾向となっています。このことは，Shulmanら（2005）も指摘しているように，むしろリチウムが神経保護作用を発揮する可能性を示唆しており興味深いことです。いずれにしても，高齢者という理由でリチウムの投与を控えることは合理性に乏しいといえましょう。

H リチウム中毒

　リチウムは他の向精神薬と異なり、治療濃度と中毒濃度が近接していますので、脱水や併用薬、腎機能障害や過量服薬などによって容易に中毒を起こす危険性があります。リチウム中毒の重症度を判断する指標のひとつに血中濃度があります。HansenとAmdisen（1978）は、$1.5 \sim 2.5\ mEq/L$ を軽度ないし中等度の中毒、$2.5 \sim 3.5\ mEq/L$ を重度中毒、$3.5\ mEq/L$ を超えると生命に危険を及ぼす中毒としました。DawsonとWhyte（1999）は、$1.0\ mEq/L$ で軽度振戦、$1.5\ mEq/L$ で粗大な振戦、$2.0\ mEq/L$ で腱反射亢進や構音障害、$2.5\ mEq/L$ でミオクローヌスや他の不随意運動、失調や錯乱、$3.0\ mEq/L$ を超えるとせん妄や昏睡、けいれんとしています。しかし後述するように、急性にリチウムを大量服薬した場合の方が脳細胞内への移行が十分でないためダメージは実は小さく、むしろ併用薬などの影響で徐々に血中濃度が上昇し慢性に経過している患者の方が細胞内の濃度まで高くなるためにダメージが大きいと言われています。

　Oakleyら（2001）は、97名のリチウム中毒患者を後方視的に検討しました。そして、リチウム中毒を急性中毒（今までリチウムを服用してなくて、一度に大量服用）、慢性投与下の急性中毒（今までリチウムを服用していて、一度に大量服用）、慢性中毒（今までリチウムを服用していて、大量服用せず）の3種類に分けました。さらに、中毒に伴う神経毒性の程度を、なし、軽度、中等度、重度に分類しました。ちなみに、重度はせん妄もしくは身体的に重症な状態です。その結果、28名が重度の中毒と診断されました。このうち26名は慢性中毒で、2名が慢性投与下の急性中毒でした。したがって、慢性中毒の形で重度の中毒に至ることが多いことが確認されました。この慢性中毒に関連する要因をロジスティック回帰分析を用いて検討したところ、腎性尿崩症の合併、50歳を超えていること、甲状腺機能障害の3つが慢性中毒の危険因子として同定されました。クレアチニンクリアランスの低さもほぼ有意に影響を与えていました。この解析においては明らかではありませんでしたが、非ステロイド系消炎鎮痛剤（NSAIDs）もリチウム排泄を障害することが知られています。以下に私どもの経験した症例（寺尾ら，1999）を示します。

症例は62歳の男性で双極性障害の入院患者さんでした。入院時には意識清明で爽快気分，多弁，多動，観念奔逸，注意転導性亢進などを認め，中等度の躁状態と考えられました。リチウムがそれまで400 mg/日投与されておりましたが1000 mg/日へ増量し，レボメプロマジン200 mg/日も加えました。さらに，胸部の粉瘤に見られた炎症に対してロキソプロフェンが投与されました。次第に躁状態は落ち着き，1週間後には比較的穏やかに過ごせるようになりました。ところが，突然病棟のホールでパンツ1枚になり，驚いた看護婦の問いかけに「このズボンの中に便を漏らしたから」と答えました。実際には，ズボンの中にはメガネケースが入っていました。別の日には本当に便失禁が生じ，自室や日にちがわからなくなる失見当識も生じました。意識障害，特にせん妄が生じていると考えられました。この時点で血中リチウム濃度は1.42 mEq/Lとほぼ中毒域に達していました。この患者のそれまでの経過では，1000 mg/日では0.75 mEq/Lの濃度が得られており，何らかの原因でリチウム濃度が高くなっていることが推測されました。そこで，ロキソプロフェンを中止したところ，リチウム濃度は低下し，精神状態も改善しました。

　以前より，NSAIDsの中でインドメタシン，イブプロフェン，フェニルブタゾン，ナプロキセン，ジクロフェナク，メフェナミック，ピロキシカム，フルルビプロフェン，スリンダクなどがリチウム中毒を生じたという報告が見られましたが，ロキソプロフェンもリチウム中毒を起こしうることになります。

　さて，リチウム濃度が先に述べた中毒域に達していなくても中毒症状を呈することがあります。Bellら（1993）は，血中リチウム濃度が1.0 mEq/L以下でありながら，意識障害や運動失調などの中毒症状を呈した4例を報告しました。その中の症例のひとつは68歳の躁うつ病患者さんでした。抑うつ状態にあり，リチウム400 mg/日投与中に不穏と重度の運動失調を呈しました。この患者さんの血中濃度は0.5 mEq/Lと治療濃度の範囲内でしたが，他の要因が考えられなかったために，リチウムを200 mg/日へ減量したところ，24時間以内に改善しました。その後，再び400 mg/日へ増量したところ，同様の症状が再発しました。またもうひとつの症例も68歳の躁うつ病患者さんで抑うつ状態にありました。血中リチウム濃度が0.9 mEq/Lに達した時に運動失調が生じ，言語不明瞭となり，左顔面の筋脱力も生じました。さらに，集中力が低下し失見当識

や健忘を生じました。脳波検査でも徐波を認め，リチウムを中止したところ1週間以内にすべての症状が軽快しました。このような患者さんが時に存在するために，やはり血中リチウム濃度だけに頼るのではなく，臨床症状をよく観察することが必要です。

症例 抗うつ薬に対するリチウム増強療法

　27歳，女性の患者さんが私の外来に来られました。3年前に，突然，息苦しさ，動悸，手の震えが出現したとのことでした。このような発作が繰り返されたために，精神科クリニックを受診しパニック障害と診断されました。治療を受けていましたが，次第に食欲も低下し，気分も落ち込み，意欲も低下しました。一時期，声も出なくなりました。このように状態が悪化するために，他のクリニックへ移り，うつ病との診断を受け治療されました。しかし改善しないために，今回受診したとのことでした。

　抗うつ薬として既にマプロチリンが75 $mg/$日投与されていましたが，不安の強い状態でしたのでパロキセチンを10 $mg/$日から追加し漸増しました。マプロチリンは50 $mg/$日へ減量しました。次第に不安や気分の落ち込みは改善し，パロキセチン40 $mg/$日にして1週間後（パロキセチンを開始して1ヵ月後）には「すごく良くなった。健康な時とほぼ同じです。不安感もほとんどありません」と言うまでになりました。

　そこで，マプロチリンを25 $mg/$日までに減らしたところ，「その1週間後から身体がだるくなってぐったりしています。つらくなった。頭が重くて声も出しにくい」と訴えます。再びマプロチリンを50 $mg/$日に戻したところ2週間後には「頭もすっきりして身体のだるさも取れました。昼間は結構動いています」と改善を認めました。その後3ヵ月は同じ処方で様子をみておりましたが「良くはなったが，外へ出て買い物をしたり，友達と遊ぶと次の日が動けない。寝ていても足や身体がだるい。胸が苦しくて気分も落ち込むことがある。」と訴えます。この時点で，マプロチリンとパロキセチンの併用療法では不十分であると判断し，リチウムによる増強療法の説明を行い開始しました。

　リチウム600 $mg/$日を加えたところ，2週間後に「リチウムを飲み始めて次の日から良くなった。疲れやすさやだるさがまったくなくなった」と笑顔でやってきました。血中リチウム濃度は0.51 mEq/Lでした。その後4ヵ月間，安定した状態が続いたために，リチウムは2ヵ月かけて漸減中止しました。「波がなくて順調です。家事手伝いをしています。いつの間にか時間がたって，夜もぐっすり眠れます」と言います。パロキセチンやマプロチリンも漸減中止し，治療終結としました。

I リチウム中断後の再発

　リチウムを中止する時に，中断もしくは急速に減量して中止した場合と漸減して中止した場合とでは，その後の経過が異なることが報告されています。Faeddaら（1993）は，18ヵ月から120ヵ月（平均3.6年）リチウム単剤で安定していた64名の双極性障害患者を対象に，リチウムを急速に（2週間未満で）減量中止する群とリチウムを2週間から4週間かけて漸減中止する群に分けて，再発までの期間を比較しました。その結果，2週間未満で中止した群の

図25　リチウム減量の速度と再発

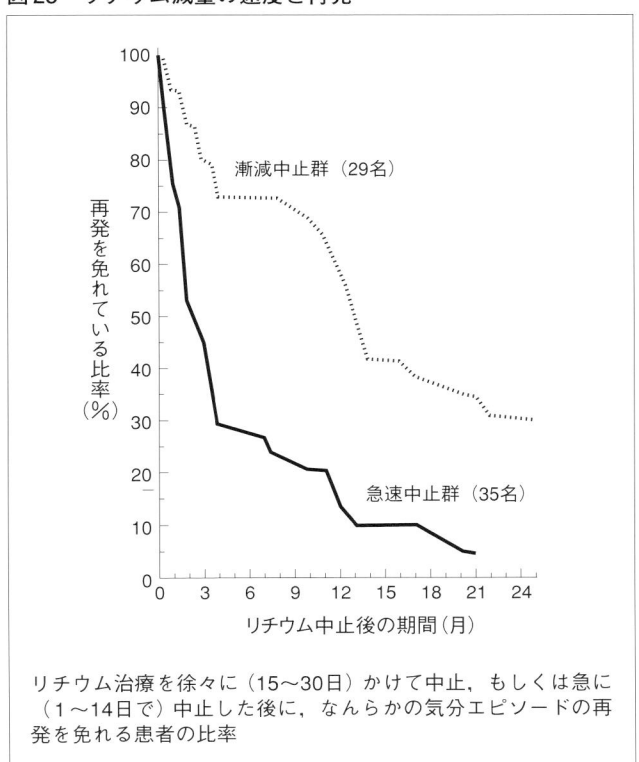

リチウム治療を徐々に（15～30日）かけて中止，もしくは急に（1～14日で）中止した後に，なんらかの気分エピソードの再発を免れる患者の比率

（Baldessariniら，1997）を改変

方が有意に再発が多く,この再発は中止後数ヵ月以内に多く発生しました。この現象に関しては,いくつかの追試が行われいずれも同様の結果を確認しています。

たとえばBaldessariniら(1997)は,1年以上のリチウム治療を受けてリチウムを中止された患者64名を,やはり2週間以内で中止した群(急速中止群)35名と15日から30日をかけて漸減中止した群(漸減中止群)29名に分けて経過を観察しました。14名が減量中止の状況がはっきりしなかったので除外すると,図25に示すように,急速中止群の方に明らかに再発が多く,再発に至るまでの期間の中央値は急速中止群で2.5ヵ月,漸減中止群で14ヵ月と急速中止群は5.6分の1でした。

以上は,リチウムを急速に減量するのが良くないという報告でしたが,リチウム投与量(濃度)の急速な増減が良くないという報告もあります。Perisら

図26 リチウム濃度の変動と再発

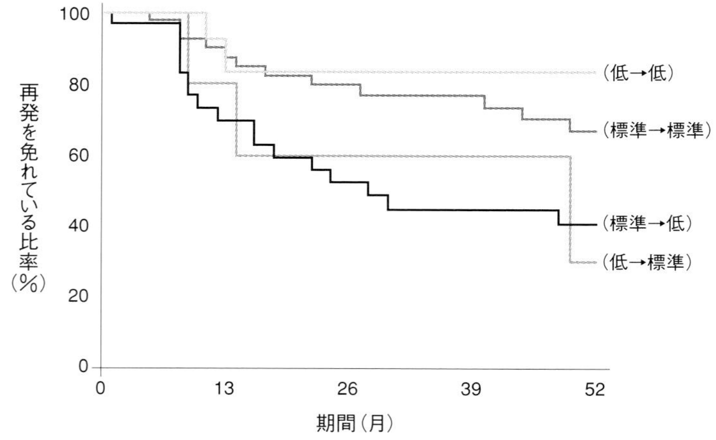

維持療法において無作為割付前と後のリチウム濃度を標準濃度(0.6mEg/L以上)と低濃度(0.6mEg/L未満)に分けて,4群に分類(低濃度から低濃度17名;標準濃度から標準濃度42名;標準濃度から低濃度30名;低濃度から標準濃度5名)した。
そして無作為割付後から時間経過に伴い再発がどのように生じるかを表したもの

(Perlisら,2002)を改変

(2002) は，94名の双極性障害患者が低濃度群（0.4〜0.6 mEq/L）と標準濃度群（0.8〜1.0 mEq/L）に無作為に振り分けられて182週間経過を観察した研究結果を再解析しました。すなわち，無作為割付前の濃度が低濃度（0.6 mEq/L未満）か標準濃度（0.6 mEq/L以上）かということを考慮して，低濃度から低濃度へ割付された群，低濃度から標準濃度へ割付された群，標準濃度から低濃度へ割付された群，標準濃度から標準濃度へ割付された群の4群に分類し，経過を比較しました。その結果，図26に示すように，低濃度から低濃度群と標準濃度から標準濃度群で再発が少なく，低濃度から標準濃度群と標準濃度から低濃度群は再発が有意に多かったのでした。低濃度から標準濃度群は僅か5名ですので，リチウム濃度を急に上げることが良くないということまでは結論できませんが，いったんリチウムの効果が確立してからは急に量を増減させないほうが再発の危険性が低くなるということかもしれません。

J リチウム中断後の無反応

　リチウムを中断すると，その後再投与した時に効かなくなるという可能性も指摘されています。リチウム予防療法が6～15年間奏効していた4名の患者のリチウムを中断したところ，その後再投与しても今度はリチウムが効かなかったことからPostら（1992）がAmerican Journal of Psychiatryで提唱した「リチウム中断後の無反応」という概念です。この概念に対して，私ども（Terao and Terao, 1993）は次のような疑問を提出しました。すなわち，長期間再発しなかったことで患者は次第にリチウムをきちんと服用しなくなった可能性がある。服薬しなくとも自然経過で再発していなかったのかもしれない。何らかのきっかけで，あるいは自然経過で，再発した時に，それまでと同様に患者がリチウムをきちんと服用しなかったとしたらリチウムが効かなくても当然であろう。そうであれば，リチウムに反応しなくなったとはいえないという疑問でした。この疑問に対して，Bauer（1994）から返事がありました。その中でBauerは自験例を紹介し，再投与時にきちんと血中リチウム濃度が保たれたにもかかわらずリチウムに対する反応が消失してしまったことを報告しました。したがって，確かにこのような現象は存在するようですが，その後，Tondoら（1997）やCoryellら（1998）が比較的多数例を対象にリチウム再投与の効果を見ていますが，特に効果は衰えないという結果になりました。したがって，この現象が仮に事実としてもまれな現象と位置づけることが妥当なようです。

K 薬 理

　リチウムは元素周期表で3番目に位置し，最も軽いアルカリ金属です。リチウムは胃腸から吸収され，およそ24時間で腎臓からそのままの形で排泄されます。血中濃度は服用後1, 2時間でピークに達します。脳内濃度は核磁気共鳴を利用して測定することが出来ますが，血中濃度がピークに達した後に同時にもしくは2時間以内にピークに達することが知られています。リチウムは蛋白に結合せず，体液中に均等に分布します。リチウムの排泄は浸透圧や腎機能によって影響されます。リチウムの服薬を開始して4, 5日後に定常濃度に達します。

　諸外国では，リチウム製剤には炭酸リチウムの錠剤やカプセル，クエン酸リチウム，徐放剤など様々なものがありますが，本邦では炭酸リチウムの錠剤しかありません。

　リチウムの作用機序は多岐にわたり，どの作用が本質的なものなのかいまだ判明しておりません。私は，産業医科大学精神科の助手の時にリチウムの作用機序を追求したいと考え同大学薬理学教室の門を叩きました。その当時の泉太教授や柳原延章講師（現教授）にご指導いただきながら，リチウムに関しての実験をさせていただきました。牛の副腎髄質細胞培養系を脳におけるカテコラミン神経系のモデルとみなし，リチウムで処理することにより，カテコラミンの生合成や分泌，カルシウムの動態や protein kinase C に与えるリチウムの影響を検討したのでした。その結果は，リチウムがカテコラミンの生合成や分泌を促進するというものでした（Teraoら, 1992）。このような動物実験に従事することは，一見臨床から遠ざかるように見えますが，科学的な物の考え方はもちろんデータの読み方や解析，論文の書き方に至るまでとても勉強になりました。

　さて，リチウムの作用点として，今まで注目されてきたものとしては，セロトニンやノルアドレナリンの生合成や分泌に対する促進作用，セロトニン受容体やドーパミン受容体への影響や GTP 結合蛋白質への抑制作用，Adenylate Cyclase 阻害による cyclyc AMP の減少や Inositol Monophosphatase 阻害による inositol triphospate の減少などがあります（鈴木，寺尾，1900）。最近では，

図27 リチウムとBDNF，Bcl-2，GSK-3

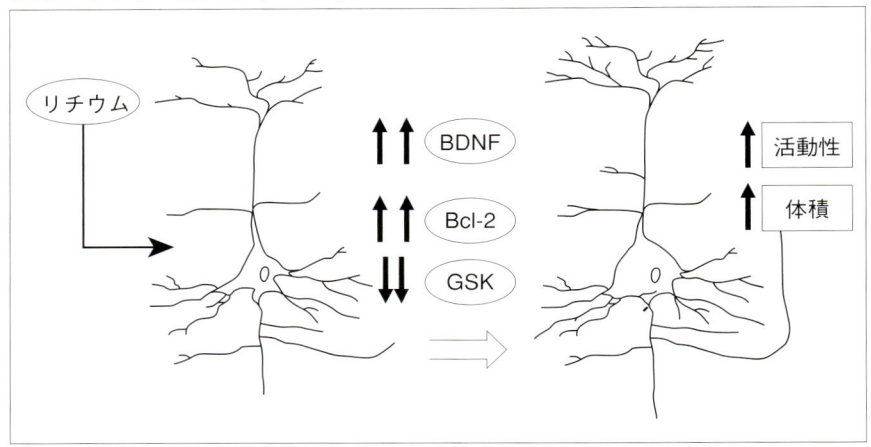

（Manjiら，2000）を改変

図28 リチウムは脳の灰白質を増大させる

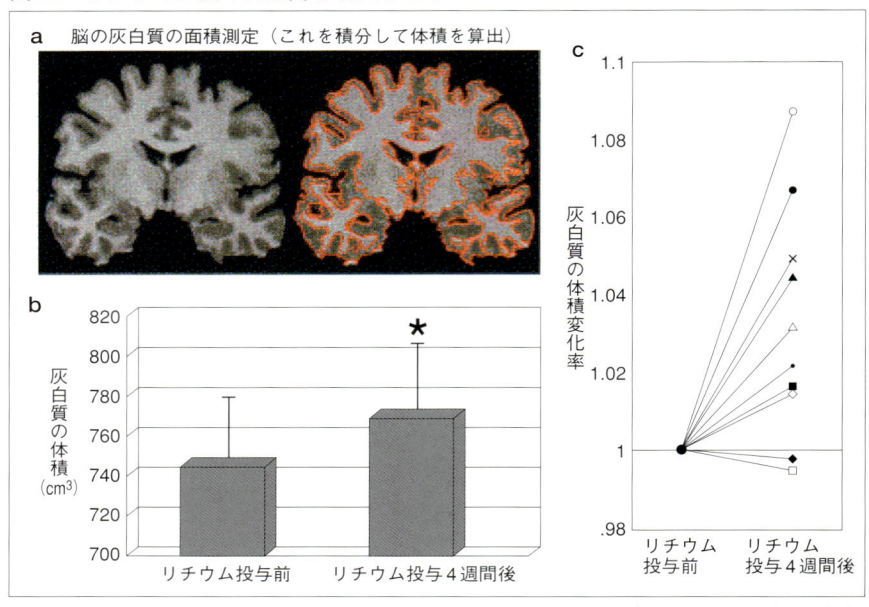

a 脳の灰白質の面積測定（これを積分して体積を算出）

b 灰白質の体積（cm^3）

c 灰白質の体積変化率

（Manjiら，2000）を改変

Glycogen Synthase Kinase（GSK）に対する阻害作用，Brain-derived Neurotrophic Factor（BDNF）やB Cell Leukemia factor 2（Bcl 2）に対する促進作用が判明しました（Manjiら，2000）。このうち，BDNFは神経栄養因子でありBcl 2は神経保護因子で，いずれも善玉として機能し，リチウムがその働きを促進します。GSKにはαとβの2種類ありますが，いずれも悪玉として機能し，リチウムはその働きを阻害します。図27に示すように，リチウムが善玉を促進し悪玉を阻害することで脳細胞の機能や形態が復活します。実際にリチウムを投与前の双極性障害の患者の脳の灰白質の体積がリチウム投与4週間後には増大することが知られています（図28）。また，リチウムにより細胞新生も促進されることが判明しました。

　先ほどのGSKはアルツハイマー型痴呆の病態生理にもかかわっていることが知られています。つまり，GSKが老人斑や神経原繊維変化を促進するのですが，リチウムがGSKを阻害することでこれらの変化を抑えることも動物実験で判明しました（Phielら，2003）。このことが人でも確認できれば，痴呆の根本的な治療薬としての期待もできるわけです。

症例　双極性障害（躁うつ病）のリチウム療法

- 私がはじめてお会いした時には43歳の女性患者さんでした。17歳の時にうつ病を発症し自殺も考えましたが，しばらくすると自然に軽快しました。23歳時にうつ病を再発し自殺も企図したために精神科へ入院し，24歳時には躁病を発症し再度精神科へ入院しました（この時点で診断は，うつ病から躁うつ病へ変更されています）。退院後28歳まで外来治療されましたが，再発を見ないために治療は中断されました。

- その後はおよそ10年間無事に生活できましたが，37歳時に耳鼻科で中耳炎の手術を行った2日後から不眠を呈し次第に多弁・多動となり，さらに興奮したために精神科へ入院しました。その当時の主治医は，まずハロペリドールを9 mg/日まで増量するも多弁・多動は改善されないためリチウム400 mg/日を追加しました。3, 4日後から落ち着き始め10日後にはむしろ抑うつ気分を訴えるようになったため，ハロペリドールを漸減中止しました。退院後にリチウムも中止としました。

- 38歳時にうつ病が再発したために再度入院。アモキサピンにて軽快しました。43歳時に流注膿瘍が判明しその頃から躁病が再発したため，精神科へ入院しました。この時から私が主治医となり，リチウムを600～1200 mg/日投与し，レボメプロマジン75 mg/日を併用したところ徐々に落ち着きました。その後正常気分で安定し，数回外来に通院した後は自発的に治療を中断していました。

- 45歳時に職業訓練校へ通い始めましたが，頑張りすぎて十分に睡眠時間が確保できず疲労が蓄積しました。次第に多弁・多動，攻撃性も出現し興奮し，躁病が再発したために精神科へ入院しました。再び，リチウム800～1000 mg/日とレボメプロマジン100 mg/日の併用で徐々に落ち着きました。退院後は徐々にレボメプロマジンを減量し，47歳時からリチウムも中止していました。

- 48歳時に父親が認知症に罹患し入院したことからうつ病が再発し，精神科へ入院しました。入院後はむしろ躁転を警戒し，それまで投与されていたアモキサピン25 mg/日を中止して，リチウム800 mg/日を投与しました。その結果，うつ病も徐々に軽快し正常気分に回復しました。

- この後，現在に至るまでおよそ10年間，200～400 mg/日（0.3～0.5 mEq/L）のリチウム投与を継続しています。この期間の最初のうちは患者さんの希望で，2, 3ヵ月間リチウムを中止したり，再び始めたり，断続的な投与でした。しかしそのうち，患者自らリチウム再開を求めることが多く，結局は少量継続投与を行うようになりました。この10年間は一度も躁病やうつ病の再発はなく，精神科への入院もせずに済んでいます。

L 微量元素としてのリチウム

　双極性障害をはじめ精神疾患に罹患した患者に投与するリチウムの量は通常 400 mg/日から 1200 mg/日の範囲となることが多いですが，私どもは日常生活においても微量のリチウムを自然に摂取していることが知られています。体重 70 kg の成人で 650 ～ 3100 μg/日のリチウムを摂取しています（Schrauzer, 2002）。穀物や野菜からのリチウムが 66 ～ 90 % を占めており，残りが乳製品や肉類からです。水道水や種々の飲料水にも一定の割合でリチウムが含まれています。テキサス州のある地区では水道水が 170 μg/L のリチウムを含んでおり，1日 2 ℓ ほど水道水を飲むと自然に 340 μg/L のリチウムを摂取したことになります（Schrauzer, 2002）。

　さて，このように微量なリチウム摂取が行動や攻撃性に及ぼす影響を，Dawson ら（1972）はテキサス州の 24 区域における水道水のリチウム濃度と 1967 － 1969 年における精神病院への入院率などとの相関から検討しました。リチウム濃度と最も強い負の相関を示した（つまりリチウム濃度が低いほど頻度が高い）のは，精神病や神経症そして人格障害のために初めて入院した頻度でした。各地区の住民の尿中リチウム濃度との相関では，もっとも高い有意な負の相関を示した（つまりリチウム濃度が低いほど頻度が高い）のは，統合失調症の頻度でした。自殺率とも負の相関を示しましたが有意ではありませんでした。Schrauzer と Shrestha（1990）は，同様に水道水のリチウム濃度と 1978 － 1987 年のテキサス州における犯罪率との相関を検討しています。その結果，リチウム濃度と有意な負の相関を示したのは，他殺，自殺，レイプ，強盗，窃盗，麻薬所持でした。若者では家出と負の相関がありました。さらに，頭髪中の微量なリチウムを測定したところ，攻撃的で拘束された犯罪者の頭髪中の平均リチウム濃度は 0.028 ± 0.029 μg/g と拘束されてない対照者の 0.099 ± 0.029 μg/g よりも有意に低かったと言います。以上の所見から，微量であってもリチウムは攻撃性や衝動性を抑え，気分安定化作用を発揮する可能性が示唆されます。

　Schrauzer ら（1994）はさらに薬物乱用の患者 24 名に対し，400 μg の微量

な（臨床用量の千分の一）リチウムもしくはプラセボを無作為に割り付けて4週間投与し毎週，気分を自記式の質問紙で評価させました。その結果，リチウム群では気分が良い方向へ着実に得点が増し，特に幸福感や親しみやすさ，エネルギーが増したのでした。他方，プラセボ群においては一貫した変化は見られませんでしたが，幸福感は下降しました。この結果は，たとえ微量なリチウムでも気分に良い効果をもたらすことを示唆しています。

　さて，温泉や鉱泉にもリチウムが含まれていることが判明しています。大分県にはたくさんの温泉や鉱泉がありますが，リチウム濃度が比較的高いところが多いのです。私どもは既にいくつかの鉱泉へ出向いて，いわゆる飲泉療法をしておられる方々を対象に調査をしています。胃腸病の治療に鉱泉を飲みに来られている方が多いのですが，私どもは精神面に対するリチウム含有泉飲用の効果を調べているわけです。

　いずれにしましても，臨床で患者さんに使用している量あるいは濃度からは想像もできないくらい微量な量あるいは濃度で効いてくる可能性が実証されれば，身体や脳にはなくてはならない微量元素としてのリチウムの位置付けがなされると考えております。

おわりに

　書き終わってから,「21世紀のリチウム療法」という題は,少し大風呂敷を広げたかな,とも思っています。しかし,最近の文献を中心に,私が理解していることを出来るだけわかりやすくまとめたつもりです。リチウムの効果が期待できる疾患や状態が,広範囲にわたることがご理解いただけたかと思います。今後,改訂の機会があれば,さらに新しい知見を盛り込んで行こうと思います。

　いずれにせよ,リチウムという元素が脳に作用して精神機能に影響するとは不思議なものです。この薬物の特性や適応,作用機序や微量元素としての役割などがもっと解明されていくことを期待しています。

謝辞

　私は,産業医科大学名誉教授(初代精神科教授)の阿部和彦先生から,リチウム療法を含む全般的な御指導を受けました。二代目教授の中村　純先生にも精神科診療全般にわたっての御指導を受けました。改めて感謝申し上げます。

　また既に述べたことですが,川崎医科大学名誉教授の渡辺昌祐先生から今回の執筆のお話をいただきました。渡辺先生はリチウムに関する立派な書物を何冊も既に書いておられますが,今回このような機会を与えていただいたことに深くお礼申し上げます。

　新興医学出版社の服部秀夫氏と林峰子氏には,まったく自由に執筆させていただきました。なお,表紙の絵は私がここ数年来,油絵を師事しております溝上義則画伯に描いていただきました。

付　録

メタ解析（meta-analysis）について

　メタ解析は新たに研究を行うものではなく，ある臨床的疑問に関する過去の研究結果を網羅的に集め（これを systematic review と呼びます），ある一定の基準を超えた研究のみを「合格」としてエントリーします。そして，それらの研究の結果を量的に統合し，研究全体としての結論を導き出そうとするものです。メタ解析は，この研究とあの研究とでは同じことをしているのに言っていることが全く違うとか，それぞれの研究ではサンプル数が少なすぎる，などという時に有用な方法です。対象とする研究が無作為割付・比較対照試験 randomized controlled trials（RCTs）など信頼性の高いものであれば，メタ解析によって得られる結果も，より信頼性の高いものとなります。

　メタ解析の図は個別の研究結果が上から順に並べてあって，一番下にそれらを統合した結果が示されています。したがって，一番下だけ見ても結論はわかります。読み方には，大きく2通りあります。ひとつは，薬物，プラセボ間の比較が反応者，非反応者の比率の「比」で表現されている場合ですが，差がないということが「1」に該当します。したがって，横棒（95％信頼区間）が，「1」のラインを含んでいれば有意差がないことになります。含んでなければ，有意差ありです。「1」のラインのどちらに行けば，どちらに効果があるのかは図に示されているはずです。

　もうひとつは，反応の程度の「差」で比較された場合ですが，差がないことは「0」に該当します。したがって，横棒（95％信頼区間）が「0」のラインを含んでいれば有意差がないことになります。含んでなければ，有意差ありです。「0」のラインのどちらに行けば，どちらに効果があるのかは図に示されているはずです。

引用文献

1) De Montigny C, Grunberg F, Mayer A, et al. Lithium induces rapid relief of depression in tricyclic antidepressant drug non-responders. Br J Psychiatry, 136 : 252-256, 1981.
2) De Montigny C, Cournoyer G, Morissette R, et al. Lithium carbonate addition in tricyclic antidepressant-resistant unipolar depression : Correlations with the neurobiologic actions of tricyclic antidepressant drugs and lithium ion on the serotonin system. Arch Gen Psychiatry, 40 : 1327-1334, 1983.
3) Cade JFJ. Lithium salts in the treatment of psychotic excitement. Med J Aust, 2 : 349-352, 1949.
4) Schou M, Juel-Nielsen N, Stromgren E, et al. The treatment of manic psychoses by the administration of lithium salts. J Neurol Neurosurg Psychiatry, 17 : 250-260, 1954.
5) Poolsup N, Li Wan Po A, De Oliveira IR. Systematic overview of lithium treatment in acute mania. J Clin Pharm Therapeutics, 25 : 139-156, 2000.
6) Moncrief J. Lithium : evidence reconsidered. Br J Psychiatry, 171 : 113-119, 1997.
7) Hirschfeld RMA, Baker JD, Wozniak P, et al. The safety and early efficacy of oral-loaded divalproex versus standard-titration divalproex, lithium, olanzapine, and placebo in the treatment of acute mania associated with bipolar disorder. J Clin Psychiatry, 64 : 841-846, 2003.
8) Swann AC, Bowden CL, Calabrese JR, et al. Differential effect of number of previous episodes of affective disorder on response to lithium or divalproex in acute mania. Am J Psychiatry, 156 : 1264-1266, 1999.
9) Watanabe S, Ishino H, Otsuki S. Double-blind comparison of lithium carbonate and imipramine in treatment of depression. Arch Gen psychiatry, 32 : 659-668, 1975.
10) 寺尾　岳. 躁転の危険性を有するうつ病患者に対する lithium 単独投与の試み：プラセボを対照とした一重盲検試験. 精神医学, 37 : 413-416, 1995.
11) Souza FGM, Goodwin GM. Lithium treatment and prophylaxis in unipolar depres-

sion : a mata-analysis. Br J Psychiatry, 158 : 666-675, 1991.
12) Geddes JR, Burgess S, Hawton K, et al. Long-term lithium therapy for bipolar disorder : systematic review and meta-analysis of randomized controlled trials. Am J Psychiatry, 161 : 217-222, 2004.
13) Goodwin GM, Bowden CL, Calabrese JR, et al. A pooled analysis of 2 placebo-controlled 18-month trials of lamotrigine and lithium maintenance in bipolar I disorder. J Clin Psychiatry, 65 : 432-441, 2004.
14) Kleindienst N, Engel RR, Greil W. Which clinical factors predict response to prophylactic lithium? : a systematic review for bipolar disorders. Bipolar Disord, 7 : 404-417, 2005.
15) Compton MT, Nemeroff CB. The treatment of bipolar depression. J Clin Psychiatry, 61（suppl）: 57-67, 2000.
16) Schou M. The effect of prophylactic lithium treatment on mortality and suicidal behavior : a review for clinicians. J Affect Disord, 50 : 253-259, 1998.
17) Tondo L, Jamison KR, Baldessarini RJ. Ann NY Acad Sci, 836 : 339-351, 1997.
18) Tondo L, Hennen J, Baldessarini RJ. Lower suicide risk with long-term lithium treatment in maor affective illness : a meta-analysis. Acta Psychiatr Scand, 104 : 163-172, 2001.
19) Coryell W, Arndt S, Turvey C, et al. Lithium and suicidal behavior in major affective disorder : a case-control study. Acta Psychiatr Scand, 104 : 193-197, 2001.
20) Kessing LV, Sondergard L, Kvist K, et al. Suicidal risk in patients treated with lithium. Arch Gen Psychiatry, 62 : 860-866, 2005.
21) Cipriani A, Pretty H, Hawton K, et al. Lithium in the prevention of suicidal behavior and all-cause mortality in patients with mood disorders : a systematic review of randomized trials. Am J Psychiatry, 162 : 1805-1819, 2005.
22) 寺尾　岳. 抗うつ薬とリチウム併用による抗うつ効果増強作用. 精神医学, 36 : 122-130, 1994.
23) Austin M-P V, Souza FGM, Goodwin GM. Lithium augmentation in antidepressant-resistant patients : a qualitative analysis. Br J Psychiatry, 159 : 510-514, 1991.
24) Bauer M, Dopfmer S. Lithium augmentation in treatment-resistant depression :

meta-analysis of placebo-controlled studies. J Clin Psychopharmacol, 19 : 427-434, 1999.

25) Stimpson N, Agrawal N, Lewis G. Randomised controlled trials investigating pharmacological and psychological interventios for treatment-refractory depression : systematic review. Br J Psychiatry, 181 : 284-294, 2002.

26) Terao T, Fujino A, Egashira K, et al. Lithium-antidepressant combination in the treatment of depressive Cotard's syndrome. Ann Clin Psychiatry 4 : 227-230, 1992.

27) Leucht S, Kissling W, McGrath J. Lithium for schizophrenia revisited : a systematic review and meta-analysis of randomized controlled trials. J Clin Psychiatry, 65 : 177-186, 2004.

28) Terao T, Oga T, Nozaki S, et al. Lithium addition to neuroleptic treatment in chronic schizophrenia : a randomized, double-blind, placebo-controlled, cross-over study. Acta Psychiatr Scand, 92 : 220-224, 1995.

29) Rifkin A, Quitkin F, Carrillo C, et al. Lithium carbonate in emotionally unstable character disorder. Arch Gen Psychiatry, 27 : 519-523, 1972.

30) Worrall EP, Moody JP, Naylor GJ. Lithium in non-manic-depressives : antiaggressive effect and red blood cell lithium values. Br J Psychiatry, 126 : 464-468, 1975.

31) Craft M, Ismail IA, Krishnamurti D, et al. Lithium in the treatment of aggression in mentally handicapped patients : a double-blind trial. Br J Psychiatry, 150 :685-689, 1987.

32) 寺尾　岳, 大賀哲夫, 古川　正　他. リチウムの抗攻撃作用：気分障害を伴わない精神遅滞者を対象としたリチウム中断による検討. 精神医学. 36 : 1071-1076, 1994.

33) 宋　裕姫, 寺尾　岳, 阿部和彦. Lithiumが様々な異常行動に奏効した重度精神遅滞の1例. 臨床精神薬理, 2 : 1009-1012, 1999.

34) Abe K, Ohta M. Recurrent brief episodes with psychotic features in adolescence : periodic psychosis of puberty revisited. Br J Psychiatry, 167 : 507-513, 1995.

35) Terao T. Prodromal symptoms of depression and self-administration of lithium. Biol Psychiatry, 34 : 198-199, 1993.

36) Terao T, Mizuki T, Ohji T, et al. Antidepressant effects of lithium in patients with

systemic lupus erythematosus and cerebral infarction, treated with corticosteroid. Br J Psychiatry, 164 : 109-111, 1994.

37) Terao T, Yoshimura R, Shiratuchi T, et al. Effects of lithium on steroid-induced depression. Biol Psychiatry, 41 : 1225-1226, 1997.

38) Yonkers KA, Wisner KL, Stone Z, et al. Management of bipolardisorder during pregnancy and the postpartum period. Am J Psychiatry, 161 : 608-620, 2004.

39) Schou M, Goldfield MD, Weinstein MR, et al. Lithium and pregnancy : I, Report of the register of lithium babies. BMJ, 2 : 135-136, 1973.

40) Schou M, Amdisen A, Steenstrup OR. Lithium and pregnancy : II, Hazards to wommen given lithium during pregnancy and delivery. BMJ, 2 : 137-138, 1973.

41) Schou M, Amdisen A. Lithium and pregnancy : III. Lithium ingestion by children breast-fed by women on lithium treatment. BMJ, 2 (5859) : 138, 1973.

42) Grof P, Robbins W, Alda M, et al. Protective effect of pregnancy in women with lithium-responsive bipolar disorder. J Affect Disord, 61 : 31-39, 2000.

43) Viguera AC, Nonacs R, Cohen LS, et al. Risk of recurrence of bipolar disorder in pregnant and nonpregnant women after discontinuing lithium maintenance. Am J Psychiatry, 157 : 179-184, 2000.

44) Stewart DE, Klompenhouwer JL, Kendell RE, et al. Prophylactic lithium in puerperal psychosis : The experience of three centres. Br J Psychiatry, 158 : 393-397, 1991.

45) Cohen LS, Sichel DA, Robertson LM, et al. Postpartum prophylaxis for women with bipolar disorder. Am J Psychiatry, 152 : 1641-1645, 1995.

46) Cooper TB, Bergner PE, Simpson GM. The 24-hour serum lithium level as a prognosticator of dosage requirements. Am J Psychiatry, 130 : 601-603, 1973.

47) Zetin M, Garber D, De Antonio M, et al. Prediction of lithium dose : a mathematical alternative to the test-dose method. J Clin Psychiatry, 47 : 175-178, 1986.

48) Terao T, Oga T, Nozaki S, et al. A further prospective evaluation of an equation to predict daily lithium dose. J Clin Psychiatry, 56 : 193-195, 1995.

49) Terao T, Okuno K, Okuno T, et al. A simpler and more accurate equation to predict daily lithium dose. J Clin Psychopharmacol, 19 : 336-340, 1999.

50) Terao M, Terao T, Kumashiro M, et al. Lithium compliance study of inpatients

using serum level-to-dose ratio. Lithium, 4 : 181-188, 1993.
51) Terao M, Terao T. Usefulness of serum lithium level-to-dose ratio as a measure of compliance : a follow-up study. Lithium, 5 : 115-116, 1994.
52) Kirov G, Tredget J, John R, et al. A cross-sectional and a prospective study of thyroid disorders in lithium-treated patients. J Affect Disord, 87 : 313-317, 2005.
53) Terao T, Oga T, Nozaki S, et al. Possible inhibitory effect of lithium on peripheral conversion of thyroxine to triiodothyronine : a prospective study. Int Clin Psychopharmacol, 10 : 103-105, 1995.
54) Gitlin M, Lithium and kidney : an updated review. Drug Saf, 20 : 231-243, 1999.
55) Bendz H, Aurell M. Drug-induced diabetes insipidus : incidence, prevention and management. Drug Saf, 21 : 449-456, 1999.
56) Fenves AZ, Emmet M, White MG. Lithium intoxication associated with acute renal failure. South Med J, 77 : 1472-1474, 1984.
57) Hetmar O. The impact of long-term lithium treatment on renal function and structure. Acta Psychiatr Scand, 345（suppl） : 85-89, 1988.
58) Kallner G, Petterson U. Renal, thyroid and parathyroid function during lithium treatment : laboratory tests in 207 people treated for 1-30 years. Acta Psychiatr Scand, 91 : 48-51, 1995.
59) Steckler TL. Lithium- and carbamazepine-associated sinus node dysfunction : nine-year experience in a psychiatric hospital. J Clin Psychopharmacol, 14 : 336-339, 1994.
60) Rosenqvist M, Bergfeldt L, Aili H, et al. Sinus node dysfunction during long-term lithium treatment. Br Heart J, 70 : 371-375, 1993.
61) Terao T, Abe H, Abe K. Irreversible sinus node dysfunction induced by resumption of lithium therapy. Acta Psychiatr Scand, 93 ; 407-408, 1996.
62) 吉村玲児, 寺尾 岳, 安松信嘉, 他. 炭酸リチウムによる皮膚症状. 臨床精神医学, 20 : 1531-1534, 1991.
63) Chan HHL, Wing Y-K, Su R, et al. A control study of the cutaneous side effects of chronic lithium therapy. J Affect Disord, 57 : 107-113, 2000.
64) Shulman KI, Sykora K, Gill S, et al. Incidence of delirium in older adults newly pre-

scribed lithium or valproate : a population-based cohort study. J Clin Psychiatry, 66 : 424-427, 2005.
65) Hansen HE, Amdisen A. Lithium intoxication : report of 23 cases and review of 100 cases from the literature. Q J Med, 47 : 123-144, 1978.
66) Dawson AH, Whyte IM. Therapeutic drug monitoring in drug overdose. Br J Clin Phramacol, 48 : 278-283, 1999.
67) Oakley PW, Whyte IM, Carter GL. Lithium toxicity : an iatrogenic problem in susceptible individuals. Aust NZ J Psychiatry, 35 : 833-840, 2001.
68) 寺尾　岳, 岩下好文, 江藤　陽, 他. Loxoprofen 投与中に lithium 中毒を生じた 1 例. 臨床精神薬理, 2 : 163-166, 1999.
69) Bell AJ, Cole A, Eccleston D, et al. Lithium neurotoxicity at normal therapeutic levels. Br J Psychiatry, 162 : 689-692, 1993.
70) Faedda GL, Tondo L, Baldessarini RJ, et al. Outcome after rapid vs gradual discontinuation of lithium treatment in bipolar disorders. Arch Gen Psychiatry, 50 : 448-455, 1993.
71) Baldessarini RJ, Tondo L, Floris G, et al. Reduced morbidity after gradual discontinuation of lithium treatment for bipolar I and II disorders : a replication study. Am J Psychiatry, 154 : 551-553, 1997.
72) Perlis RH, Sachs GS, Lafer B, et al. Effect of abrupt change from standard to low serum levels of lithium : a reanalysis of double-blind lithium maintenance data. Am J Psychiatry, 159 : 1155-1159, 2002.
73) Post RM, Leverich GS, Altshuler L, et al. Lithium-discontinuation-induced refractoriness : preliminary observations. Am J Psychiatry, 149 : 1727-1729, 1992.
74) Terao T, Terao M. Refractoriness induced by lithium discontinuation. Am J Psychiatry, 150 : 1756, 1993.
75) Bauer M. Refractoriness induced by lithium discontinuation despite adequate serum lithium levels. Am J Psychiatry, 151 : 1522, 1994.
76) Tondo L, Baldessarini RJ, Floris G, et al. Effectiveness of restarting lithium treatment after its discontinuation in bipolar I and bipolar II disorders. Am J Psychiatry, 154 : 548-550, 1997.

77) Coryell W, Solomon D, Leon AC, et al. Lithium discontinuation and subsequent effectiveness. Am J Psychiatry, 155 : 895-898, 1998.
78) Terao T, Yanagihara N, Abe K, et al. Lithium chrolide stimulates catecholamine synthesis and secretion in cultured bovine adrenal medullary cells. Biol Psychiatry, 31 : 1038-1049, 1992.
79) 鈴木尊志, 寺尾 岳. 躁の発症・経過とリチウム. 神経精神薬理, 12 : 725-733, 1990.
80) Manji HK, Moore GJ, Chen G. Clinical and preclinical evidence for the neurotrophic effects of mood stabilizers : implications for the pathophysiology and treatment of manic-depressive illness. Biol Psychiatry, 48 : 740-754, 2000.
81) Phiel CJ, Wilson CA, Lee VM, et al. GSK-3 alpha regulates production of Alzheimer's disease amyloid-beta peptides. Nature, 423 : 435-439, 2003.
82) Schrauzer GN. Lithium : occurrence, dietary intakes, nutritional essentiality. J Am Coll Nutr, 21 : 14-21, 2002.
83) Dawson EB, Moore TD, McGanity WJ. Relationship of lithium metabolism to mental hospital admission and homicide. Dis Nerv Syst, 33 : 546-556, 1972.
84) Schrauzer GN, Shrestha KP. Lithium in drinking water and the incidences of crimes, suicides, and arrests related to drug addictions. Biol Trace El Res, 25 : 105-113, 1990.
85) Schrauzer GN, De Vroey E. Effects of nutritional lithium supplementation on mood : a placebo-controlled study with former drug users. Biol Trace El Res, 40 : 89-101, 1994.

索　引

A
アミトリプチリン	22
アルツハイマー型痴呆	57
A-B-A-Bデザイン	11

B
バルプロ酸	6
プラセボ	6
ベンズトロピン	57
微量元素	74
分娩	41
B Cell Leukemia factor 2（Bcl 2）	71
BDNF（Brain-derived Neurotrophic Factor）	71

C
知的障害	34
中断	63
中毒	23
中毒濃度	45
治療濃度	45
Cade	2
CCパターン	16

D
電撃療法	29
洞機能不全症候群	54
洞性徐脈	54
D-M-Iパターン	16

E
エビデンス	6
Ebstein	40
ECT	29
Electroconvulsive Therapy	29

F
フェニルブタゾン	60
フルルビプロフェン	60
服薬	49
服薬チェック	49

G
減量	63
Glycogen Synthase Kinase（GSK）	71

H
ハロペリドール	6
犯罪率	73
非ステロイド系消炎鎮痛剤	59
否定妄想性障害	28
皮膚症状	55

I
イブプロフェン	60
イミプラミン	10

インドメタシン	60		高齢者	57

J

ジクロフェナク	60			
自殺	20		LDR	50
自殺企図	20		level-to-dose ratio	50
自殺率	20, 73			
自傷	22, 34		メタ解析	6
授乳	44		メフェナミック	60
人格障害	33		慢性中毒	59
腎性尿崩症	40, 53		慢性投与下の急性中毒	59
			問題行動	34

L

M

K

			M-D-Iパターン	16
カルバマゼピン	6		meta-analysis	6
クロールプロマジン	6			
クロザピン	33			
コタール症候群	28		ナプロキセン	60
科学的根拠	6		妊娠	39
完遂	20		認知機能	57
乾癬	55		NSAIDs	59
急性中毒	59			
抗うつ効果	10			
抗うつ薬抵抗性うつ病	26		オランザピン	9
攻撃性	34		温泉	74
抗自殺効果	23			
甲状腺機能	51			
甲状腺機能低下症	40, 51		ピロキシカム	60
甲状腺刺激ホルモン	52		プレドニゾロン	38
鉱泉	74			
抗躁効果	9			

N

O

P

R

ラモトリジン	14
リスペリドン	6
リチウム	1
リチウムクリアランス	40
リチウム増強療法	26
リチウム中断後の無反応	67
リチウム中毒	24, 59
ロキソプロフェン	60
randomized controlled trials（RCTs）	5

S

ステロイド	37
スリンダク	60
せん妄	57
催奇形性	39
産褥期	44
産褥期精神病	44
周期的	36
神経栄養因子	71
神経毒性	57
神経保護因子	71
神経保護作用	58

振戦	51
心臓ペースメーカー	54
総死亡	22
躁病	5
躁病急性期	5
Schou	2

T

胎児	39
他害	34
炭酸リチウム	2
投与量で補正した血中濃度	50
投与量予測式	45

U

うつ病	10

Y

予防効果	16

Z

痤瘡	55
前駆症状	37

寺尾　岳（てらお　たけし）

略　歴
1960年　山口県宇部市出身
1985年　産業医科大学医学部卒業
1985年　産業医科大学病院神経精神科研修医
1987年　同専修医
1989年　産業医科大学医学部精神医学教室助手
1993年　日立製作所日立健康管理センターへ派遣
1995年　産業医科大学医学部精神医学教室講師
1999年　オックスフォード大学医学部精神医学講座へ留学
2000年　産業医科大学医学部精神医学教室助教授
2004年　大分大学医学部脳・神経機能統御講座（精神神経医学）教授に就任し，現在に至る．

所属学会
International Society of Psychoneuroendocrinology, International Society of Bipolar Disorders, International Society for Neuroimaging in Psychiatry, 日本臨床神経精神薬理学会（理事），日本生物学的精神医学会（評議員），日本精神科診断学会（評議員），日本産業精神保健学会（評議員），日本精神神経学会　など

ⓒ 2006

2刷　平成23年 9月30日
第1版発行　平成18年 3月20日

21世紀のリチウム療法

（定価はカバーに表示してあります）

著　者　　寺　尾　　岳
発行所　　株式会社　新興医学出版社
発行者　　服　部　秀　夫
〒113-0033　東京都文京区本郷6丁目26番8号
電話　03（3816）2853　　FAX　03（3816）2895

印刷　株式会社 藤美社　　ISBN4-88002-488-0　　郵便振替　00120-8-191625

・本書の複製権・上映権・譲渡権・公衆送信権（送信可能化権を含む）は株式会社新興医学出版社が保有します．
・本書を無断で複製する行為，（コピー，スキャン，デジタルデータ化など）は，著作権法上での限られた例外（「私的使用のための複製」など）を除き禁じられています．研究活動，診療を含み業務上使用する目的で上記の行為を行うことは大学，病院，企業などにおける内部的な利用であっても，私的使用には該当せず，違法です．また，私的使用のためであっても，代行業者等の第三者に依頼して上記の行為を行うことは違法となります．
・JCOPY〈（社）出版者著作権管理機構 委託出版物〉
本書の無断複写は著作権法上での例外を除き禁じられています．複写される場合は，そのつど事前に（社）出版者著作権管理機構（電話 03-3513-6969，FAX 03-3513-6979，e-mail : info@jcopy.or.jp）の許諾を得てください．